临床护理操作与规范

LINCHUANG HULI CAOZUO YU GUIFAN

盛 蕾 等主编

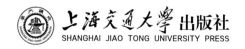

上海交通大学出版社

SHANGHAI JIAO TONG UNIVERSITY PRESS

内容提要

本书共10章，从临床实际出发，先介绍了基础护理操作技术；然后详细介绍了呼吸内科、心内科、神经内科、消化内科、肾内科、普外科等科室临床常见疾病的整体护理，重点阐述了所涉及疾病的护理评估、护理诊断、护理措施及护理评价，对疾病的病因、发病机制、病理生理等基础知识仅作了简单介绍。本书反映了当代护理学的新进展和新技术，适用于广大护理人员在工作中参考使用。

图书在版编目（CIP）数据

临床护理操作与规范 / 盛蕾等主编. --上海 ： 上海交通大学出版社，2021

ISBN 978-7-313-25751-2

Ⅰ．①临… Ⅱ．①盛… Ⅲ．①护理学－技术操作规程 Ⅳ．①R47-65

中国版本图书馆CIP数据核字（2021）第223512号

临床护理操作与规范
LINCHUANG HULI CAOZUO YU GUIFAN

主　　编：盛　蕾　等

出版发行：上海交通大学出版社　　　　　　　地　　址：上海市番禺路951号

邮政编码：200030　　　　　　　　　　　　电　　话：021-64071208

印　　制：广东虎彩云印刷有限公司

开　　本：710mm×1000mm 1/16　　　　　经　　销：全国新华书店

字　　数：218千字　　　　　　　　　　　　印　　张：12.5

版　　次：2023年1月第1版　　　　　　　　插　　页：2

书　　号：ISBN 978-7-313-25751-2　　　　印　　次：2023年1月第1次印刷

定　　价：198.00元

编委会

◎ 主　编

盛　蕾　孟令华　矫亚男　李士娜

孙　丽

◎ 副主编

易　倩　杨玉琪　宋杏花　金　环

王　超　王　琳　刘文织

◎ 编　委（按姓氏笔画排序）

王　琳　王　超　方琴　刘文织

孙　丽　李士娜　杨玉琪　宋杏花

易　倩　金　环　孟令华　盛　蕾

矫亚男

◆ 主 编 简 介 ◆

◎ 盛 蕾

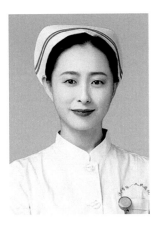

女，副主任护师，毕业于山东潍坊医学院护理专业，现就职于山东省济宁市第一人民医院儿科，兼任济宁市儿科护理学会副主任委员、济宁市医学会儿科专业委员会委员。擅长临床儿科护理。曾多次获"岗位能手""优秀护师""先进个人"等荣誉称号。发表论文7篇，出版著作2部。

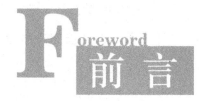

前言

随着社会的迅猛发展、健康需求的增大、人类对新生事物认识的不断加深，以及各学科间的交叉，临床护理学的内涵得到了极大地丰富，护理人员也被赋予了更多的历史使命。因此，对临床护理能力提出了更高的要求，即：临床护理工作者要为患者提供全方位的服务，从单纯地为患者提供身体和生理的照顾扩展到为患者个人、家庭和社区人群提供生理护理、心理咨询疏导、健康指导教育。近年来，生命科学的高精尖技术不断发展，尤其是医学分子生物学和基因研究的不断深入，为临床护理学提供了新的机遇和挑战。临床护理工作者应认清形势，不断汲取国内外的先进理念，承担起时代赋予的历史重任，遵照以人为本的原则，不断提高自身素质，为临床护理学的发展做出贡献。因此，为适应新形势下护理学的发展要求，做好专业照护、病情观察和健康指导等任务，我们在调查和总结以往护理质量和临床经验的基础上，根据国内外最新循证医学资料与临床常见疾病的护理指南，结合当前我国护理实践现状，编写了《临床护理操作与规范》一书。

本书共 10 章，从临床实际出发，先介绍了基础护理操作技术；然后详细介绍了呼吸内科、心内科、神经内科、消化内科、肾内科、普外科等科室临床常见疾病的整体护理，重点阐述了所涉及疾病的护理评估、护理诊断、护理措施及护理评价，对疾病的病因、发病机制、病理生理等基础知识仅作了简单介绍。本书反映了当代护理学的新进展和新技术,内容全面、贴近临床,科学性与实用性强,可以为广大护理人员提供规范、专业的常见疾病护理方面的指导,对于提高护理工作水平有重要的指导意义。

由于能力和专业水平有限,书中若存在缺点和疏漏之处,恳请广大护理同仁指正。

《临床护理操作与规范》编委会

2021 年 9 月

C 目录

第一章

基础护理操作技术

第一节 无菌技术

一、无菌包使用技术

(一)目的

保持已经灭菌的物品处于无菌状态。

(二)操作前准备

1.操作护士

着装整洁、修剪指甲、洗手、戴口罩。

2.物品准备

无菌包、无菌持物钳、无菌容器、无菌治疗盘。

3.环境

整洁、宽敞。

(三)操作步骤

(1)检查无菌包,核对名称、有效灭菌日期、化学指示胶带颜色、包布情况。

(2)打开无菌包,揭开化学指示胶带或系带,按原折叠顺序逐层打开。

(3)用无菌钳取出物品,放于指定的区域内。

(4)包内剩余物品,按原折痕包好。

(5)注明开包时间。

(6)包内物品一次全部取出时,将包托在手中打开,另一手将包布四角抓住,使包内物品妥善置于无菌区域内。

(7)整理用物。

(四)注意事项

(1)严格遵循无菌操作原则。

(2)无菌包置于清洁、干燥处,避免潮湿。

(3)打开包布时,手不可跨越无菌区,非无菌物品不可触及无菌面。

(4)注明开包日期,开启后的无菌包使用时间不超过24小时。

(五)评价标准

(1)遵循无菌操作原则。

(2)护士操作过程规范、准确。

二、戴无菌手套

(一)目的

执行无菌操作或者接触无菌物品时需戴无菌手套,以保护患者,预防感染。

(二)操作前准备

1.操作护士

着装整洁、修剪指甲、洗手、戴口罩。

2.物品准备

一次性无菌手套。

3.环境

整洁、宽敞。

(三)操作步骤

(1)检查无菌手套包装、有效期、型号。

(2)打开手套外包装。

分次取手套法:①一手掀起口袋的开口处,另一手捏住手套翻折部分(手套内面)取出手套对准五指戴上。②掀起另一只袋口,以戴着无菌手套的手指插入另一只手套的翻边内面,将手套戴好。

一次性取手套法:①两手同时掀起口袋的开口处,分别捏住两只手套的翻折部位,取出手套。②将两手套5指对准,先戴一只手,再以戴好手套的手指插入另一只手套的翻折内面,同法戴好。

(3)双手对合交叉调整手套位置,将手套翻边扣套在工作服衣袖的外面。

(4)脱手套方法:①用戴着手套的手捏住另一只手套污染面的边缘将手套脱下。②戴着手套的手握住脱下的手套,用脱下手套的手捏住另一只手套清洁面

(内面)的边缘,将手套脱下。③用手捏住手套的里面丢至医疗垃圾桶内。

(5)整理用物,洗手。

(四)注意事项

(1)严格遵循无菌操作原则。

(2)戴无菌手套时,应防止手套污染。注意未戴手套的手不可触及手套的外面,戴手套的手不可触及未戴手套的手或者另一手套的里面。

(3)护理不同的患者之间应更换手套。

(4)脱手套时,应翻转脱下。

(5)脱去手套后,应按规定程序与方法洗手,戴手套不能替代洗手,必要时进行手消毒。

(6)操作时发现手套破损时,应及时更换。

(五)评价标准

(1)遵循无菌原则,符合无菌要求。

(2)操作过程规范、熟练。

(3)手套选择型号大小适宜,外观平整。

三、铺设无菌器械台

(一)目的

将无菌巾铺在清洁、干燥的器械台上,形成无菌区,放置无菌物品,以备手术使用。

(二)操作前准备

1.操作护士

着装整洁,修剪指甲,洗手,戴帽子、口罩。

2.物品准备

治疗车、无菌持物钳、无菌敷料包、器械包、手术衣及手术需要的物品。

3.环境

宽敞,洁净。

(三)操作步骤

(1)核对、检查无菌包。

(2)打开无菌持物钳,标记开启时间。

(3)依次打开无菌敷料包、无菌器械包、无菌手术衣,分别铺置于治疗车上。

(4)用无菌持物钳夹取无菌手套置于手术衣旁。

(5)穿手术衣,戴无菌手套。

(6)整理台面,器械、敷料分别置于无菌台左、右侧。

(7)废弃物按医疗垃圾处理。

(四)注意事项

(1)严格执行无菌技术操作原则,预防交叉感染。

(2)无菌物品不超过器械台边缘。

(3)铺无菌台时身体须远离无菌区 10 cm 以上。

(4)无菌器械台边缘垂下的无菌单前侧比背侧长,无菌单垂缘至少 30 cm。

(五)评价标准

(1)符合无菌操作技术原则及查对制度。

(2)铺置无菌器械台顺序、方向正确。

(3)无菌器械台面平整,无菌物品摆放整齐、合理。

(4)移动无菌台方法正确。

(5)用物处理得当。

四、铺无菌盘

(一)目的

将无菌巾铺在清洁干燥的治疗盘内,形成无菌区,放置无菌物品,以供治疗时使用。

(二)操作前准备

1.操作护士

着装整洁、修剪指甲、洗手、戴口罩。

2.物品准备

治疗盘、无菌包、无菌持物钳及容器、无菌物品。

3.环境

整洁、宽敞。

(三)操作步骤

(1)检查无菌包,核对名称、有效灭菌日期、化学指示胶带颜色、包布情况。

(2)打开无菌包,使用无菌持物钳取出 1 块治疗巾,放于治疗盘内。

(3)剩余物品按原折痕包好,注明开包日期及时间。

(4)将无菌治疗巾双折平铺于治疗盘内,将上层呈扇形折叠到对侧,边缘向外。

(5)放入无菌物品。

(6)将上层盖于物品上,上下层边缘对齐,开口处向上翻折,两侧边缘向下翻折。

(7)注明铺盘日期及时间。

(8)整理用物。

(四)注意事项

(1)严格遵循无菌操作原则。

(2)铺无菌盘区域清洁干燥,无菌巾避免潮湿、污染。

(3)不可跨越无菌区,非无菌物品不可触及无菌面。

(4)注明铺无菌盘的日期、时间,无菌盘有效期为 4 小时。

(五)评价标准

(1)遵循无菌技术原则。

(2)操作轻巧、熟练、规范。

(3)用物放置符合节力及无菌要求。

(4)无菌物品摆放合理,折边外观整齐。

第二节 防 护 技 术

一、接触传播的防护

(一)目的

保护医务人员,避免接触感染性因子。

(二)适用对象

接触肠道感染、多重耐药菌感染、皮肤感染等接触性传播疾病的医务人员;或与患者体液、分泌物、排泄物接触的人员。

(三)防护用品

工作服、工作裤、工作鞋、工作帽、医用口罩、医用手套或橡胶手套、隔离衣。

必要时备防护服、鞋套、护目镜或防护面罩。

(四)个人准备

着装整洁,洗手,戴帽子、口罩。

(五)防护要求

(1)接触隔离患者的血液、体液、分泌物、排泄物时,应戴手套;手上有伤口时应戴双层手套。

(2)进入隔离病室,从事可能污染工作服的操作时,加穿隔离衣。

(3)接触甲类传染病时加穿防护服,离开病室前,脱去防护服,防护服按医疗废物管理要求进行处置。

(4)离开隔离病室前,接触污染物品后需先摘除手套,再洗手和(或)进行手消毒。

(5)离开病室前,脱下隔离衣,按要求悬挂,每天更换清洗与消毒;或使用一次性隔离衣,用后按医疗废物管理进行处置。

(六)防护流程

1.医务人员进入诊室或病房流程

(1)经医务人员通道进入清洁区→医务人员更衣室→更换工作服、工作鞋,戴帽子、口罩→穿隔离衣/防护服→戴手套→进入诊室或病房。

(2)接触甲类传染病时加穿防护服,穿鞋套,戴双层手套。进行可能产生喷溅的诊疗操作时,戴防护目镜或防护面罩。

2.医务人员离开诊室或病房流程

摘手套→解开隔离衣腰带和袖带→洗手和(或)手消毒→解开隔离衣领带→脱隔离衣/防护服→洗手和(或)手消毒。

二、呼吸道(空气、飞沫)传播的防护

(一)目的

保护医务人员,避免呼吸道感染。

(二)适用对象

(1)接触经飞沫传播如百日咳、白喉、流行性感冒、病毒性腮腺炎、流行性脑脊髓膜炎等疾病的医务人员。

(2)接触经空气传播如肺结核、水痘等疾病的医务人员。

(3)接触患者体液、分泌物、排泄物的人员。

(三)防护用品

工作服、工作裤、工作鞋、工作帽、医用口罩、隔离衣、医用手套或橡胶手套，必要时备防护服、护目镜或防护面罩、鞋套。

(四)个人准备

着装整洁，洗手，戴口罩、帽子。

(五)防护要求

(1)应严格按照区域流程，在不同的区域，穿戴不同的防护用品，离开时按要求摘脱，并正确处理使用后物品。

(2)进入确诊或可疑呼吸道传染病患者病室时，应戴帽子及医用防护口罩。

(3)进行可能产生喷溅的诊疗操作时，加戴防护目镜或防护面罩，穿防护服。

(4)当接触患者及其血液、体液、分泌物、排泄物等时戴手套。

(六)防护流程

1.进入诊室或病房流程

(1)经医务人员通道进入清洁区→医务人员更衣室→更换工作服、工作鞋，戴帽子、口罩/医用防护口罩→穿隔离衣/防护服→戴手套→进入诊室或病房。

(2)为患者进行可能产生喷溅的诊疗操作时，加戴防护目镜或防护面罩，穿防护服。

2.离开诊室或病房流程

摘手套→解开隔离衣腰带和袖带→洗手和(或)手消毒→解开隔离衣领带→脱隔离衣/防护服→摘护目镜/防护面罩→洗手和(或)手消毒。

三、急性传染性非典型肺炎、人感染高致病性禽流感的防护

(一)目的

同呼吸道传播疾病。

(二)防护对象

进入筛查留观室、人感染高致病性禽流感病区的人员。接触患者体液、分泌物、排泄物的人员。对禽流感患者进行有创操作或尸体解剖的人员。

(三)防护用品

同空气传播，另备正压面罩或全面型呼吸防护器。

(四)防护要求

(1)医务人员经过专门培训，掌握正确的防护技术，方可进入隔离病区工作。

(2)严格按照防护规定着装,不同区域穿着不同服装,且服装颜色有区别或有明显标识。

(五)防护流程

1.穿戴防护用品遵循的程序

(1)清洁区进入潜在污染区:更换工作服→换工作鞋→戴帽子→戴医用防护口罩→进入潜在污染区。

(2)潜在污染区进入污染区:穿隔离衣/防护服或防护服+隔离衣→戴手套→加戴外科口罩和一次性防护帽→戴第二层手套→戴护目镜/防护面罩→穿鞋套→进入污染区。

(3)为患者进行吸痰、气管切开、气管插管等操作,有可能被患者的分泌物喷溅,在工作前加戴防护面罩或全面型呼吸防护器。

2.脱防护用品遵循的程序

(1)医务人员离开污染区进入潜在污染区:摘鞋套,解开隔离衣腰带和袖带→摘外层手套,解开隔离衣领带→脱隔离衣和(或)防护服,摘内层手套并消毒双手→摘护目镜/防护面罩→摘外科口罩、外层防护帽→洗手和(或)手消毒→进入潜在污染区。

(2)用后物品分别放置于专用污物容器内。

(3)从潜在污染区进入清洁区:洗手和(或)手消毒→脱工作服→摘医用防护口罩→摘帽子→洗手和(或)手消毒后,进入清洁区。

(4)离开清洁区:沐浴、更衣→离开清洁区。

(六)注意事项

(1)医用防护口罩的效能持续应用6~8小时,遇污染或潮湿,应及时更换。

(2)离开隔离区前应对佩戴的眼镜进行消毒。

(3)医务人员接触多个同类传染病患者时,防护服可连续应用。

(4)接触疑似患者,防护服应每个患者之间进行更换。

(5)防护服被患者血液、体液、污物污染时,应及时更换。

(6)戴医用防护口罩或全面型呼吸防护器应进行面部密合性检查。

(7)隔离区工作的医务人员应每日监测体温两次,体温超过 37.5 ℃ 及时就诊。

(8)医务人员应严格执行区域划分的流程,按程序做好个人防护,方可进入病区,沐浴、更衣后,方可离开隔离区。

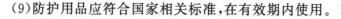

(9)防护用品应符合国家相关标准,在有效期内使用。

四、佩戴医用防护口罩

(一)目的

医用防护口罩能阻止经空气传播的直径≤5 μm 的感染因子或近距离(<1 m)接触经飞沫传播的疾病而发生的感染。

(二)操作前准备

1.操作护士

着装整洁、修剪指甲、洗手。

2.物品准备

医用防护口罩。

3.环境

整洁、宽敞。

(三)操作步骤

(1)洗手,检查医用防护口罩情况。

(2)一手托住防护口罩,有鼻夹的一面背向外。

(3)将防护口罩罩住鼻、口及下巴,鼻夹部位向上紧贴面部。

(4)用另一只手将下方系带拉过头顶,放在颈后双耳下。

(5)再将上方系带拉至头顶中部。

(6)将双手指尖放在金属鼻夹上,从中间位置开始,用手指向内按压鼻夹,并分别向两侧移动和按压,根据鼻梁的形状塑造鼻夹。

(7)包装袋丢弃在医疗垃圾桶内。

(四)注意事项

(1)不可以一只手提鼻夹。

(2)口罩潮湿或被患者血液、体液污染后,应及时更换。

(3)每次佩戴医用防护口罩,均需要进行密合性检查。检查方法用双手完全盖住口罩,快速呼气,若鼻夹附近有漏气应调整鼻夹,若漏气位于四周,调整到不漏气为止。

(五)评价标准

(1)使用目的明确。

(2)佩戴口罩方法规范、熟练。

(3)检查口罩密合性方法正确。

五、穿脱隔离衣

(一)目的

保护医务人员,避免受到血液、体液和其他感染性物质污染;保护患者避免感染。

(二)操作前准备

1.操作护士

着装整洁,修剪指甲,洗手,戴帽子、口罩。

2.物品准备

隔离衣。

3.环境

整洁、宽敞。

(三)操作步骤

1.穿隔离衣

(1)取下手表,卷袖过肘。

(2)右手持衣领,左臂伸入袖内,右手将衣领向上拉或举起手臂,露出左手。

(3)左手持衣领,右臂伸入袖内,露出右手。

(4)两手持衣领,自衣领中央沿两边缘向后系好领带。

(5)系好袖口。

(6)两手分别捏住腰部中缝拉向腹部,见到隔离衣边缘,捏紧并双手在背后将一侧压住另一侧(或双手在背后将衣边对齐,向一侧折叠),一手按住,另一手将腰带拉至背后折叠处,将腰带在背后交叉,回到前面将带子系好,打成活结。

(7)双手置胸前。

2.脱隔离衣

(1)解开腰带,在前面打一活结。

(2)解开袖带,塞入袖袢内,充分暴露双手。

(3)洗手/手消毒。

(4)解开衣领。

(5)右手伸入左侧袖口内,拉下衣袖过手。

(6)用遮盖着的左手握住右隔离衣袖的外面,拉下右侧衣袖过手。

（7）双手隔离衣袖松开腰带。

（8）双手转换逐渐从袖管中退出。

（9）两手自衣内向外翻转隔离衣，隔离衣清洁面向外，对折卷好。

（10）投入污衣桶/袋。

（11）再次洗手。

（四）注意事项

（1）使用前检查隔离衣情况，隔离衣长短适宜，无潮湿、破损及漏洞。

（2）穿脱过程中勿使衣袖触及面部及衣领，注意避免污染。

（3）穿着隔离衣，须将内面工作服完全遮盖。

（4）隔离衣只限在规定区域内穿脱。穿隔离衣前，准备好工作中一切需用物品。

（5）如需反复使用的隔离衣，脱下后，按要求悬挂，在污染区内则污染面向外悬挂，在污染区外，则污染面向里悬挂。

（6）隔离衣每天更换、清洗与消毒，如有潮湿或被污染时，应立即更换。

（7）如使用一次性隔离衣，用后按医疗废物管理要求进行处置。

（五）评价标准

（1）隔离衣检查项目全面、准确。

（2）穿脱隔离衣顺序正确、熟练。

（3）隔离衣外观平整。

（4）脱隔离衣过程无污染。

六、终末消毒

（一）目的

传染病患者病情好转、稳定、痊愈需出院或转院（科）、死亡或解除隔离后，护士对其所住的房间、用物等需进行一次彻底消毒，消灭遗留在房间或所有物体上的病原体，杜绝再传染。

（二）操作前准备

1.操作护士

着装整洁，修剪指甲，洗手，戴口罩。

2.物品准备

临床护理车、床单、被套、枕套、扫帚、扫床套、小毛巾、快速手消毒剂、隔离衣、紫外线灯车或臭氧机、消毒桶、污衣袋。

3.环境

整洁、安静。

(三)操作步骤

(1)携用物至病床。

(2)撤去病床上的污染被服,放入污衣袋。

(3)用消毒液擦拭床旁桌椅及床。

(4)非一次性用品须用消毒液浸泡。

(5)床垫、床褥、棉胎、枕芯等紫外线灯照射消毒或使用臭氧机消毒。

(6)病室开窗通风。

(7)铺好备用床,迎接新患者。

(8)处理用物。

(9)洗手。

(四)注意事项

(1)患者离开病房后方可整理床单位,避免在患者未离开病床时撤去被服。

(2)遵循消毒隔离制度。

(3)甲类传染病按严密隔离消毒原则处理。

(五)评价标准

(1)遵循查对制度,符合消毒隔离,标准预防原则。

(2)护士操作过程规范、准确。

第三节 氧 疗 技 术

一、鼻导管/面罩吸氧

(一)目的

纠正各种原因造成的缺氧状态;提高患者血氧含量及动脉血氧饱和度。

(二)操作前准备

1.告知患者/家属

操作目的、方法、注意事项、配合方法。

2.评估患者

(1)评估患者病情、意识、呼吸状态、缺氧程度、心理反应、合作程度。

(2)评估患者鼻腔状况：有无鼻息肉、鼻中隔偏曲或分泌物阻塞等。

3.操作护士

着装整洁、修剪指甲、洗手、戴口罩。

4.物品准备

治疗车、一次性吸氧管或吸氧面罩、湿化瓶、蒸馏水、氧流量表、水杯、棉签、吸氧卡、笔、快速手消毒剂、污物桶、消毒桶。

5.环境

安全、安静、整洁。

(三)操作步骤

(1)携用物至患者床旁,核对腕带及床头卡。

(2)协助患者取适宜体位。

(3)清洁双侧鼻腔。

(4)正确安装氧气装置,管路或面罩连接紧密,确定氧气流出通畅。

(5)根据病情调节氧流量。

(6)固定吸氧管或面罩。

(7)填写吸氧卡。

(8)用氧过程中密切观察患者呼吸、神志、氧饱和度及缺氧程度改善情况等。

(9)整理床单位,协助患者取舒适卧位。

(10)整理用物,按医疗垃圾分类处理用物。

(11)擦拭治疗车。

(12)洗手、记录、确认医嘱。

(四)注意事项

(1)保持呼吸道通畅,注意气道湿化。

(2)保持吸氧管路通畅,无打折、分泌物堵塞或扭曲。

(3)面罩吸氧时,检查面部、耳郭皮肤受压情况。

(4)吸氧时先调节好氧流量再与患者连接,停氧时先取下鼻导管或面罩,再关闭氧流量表。

(5)注意用氧安全,尤其是使用氧气筒给氧时注意防火、防油、防热、防震。

(6)长期吸氧患者,湿化瓶内蒸馏水每天更换一次,湿化瓶每周浸泡消毒一次,每次30分钟,然后洗净、待干、备用。

(7)新生儿吸氧应严格控制用氧浓度和用氧时间。

(五)评价标准

(1)患者/家属能够知晓护士告知的事项,对服务满意。

(2)操作过程规范、安全,动作娴熟。

二、一次性使用吸氧管(OT-MI人工肺)

(一)目的

纠正各种原因造成的缺氧状态;提高患者血氧含量及动脉血氧饱和度。

(二)操作前准备

1.告知患者/家属

操作目的、方法、注意事项、配合方法。

2.评估患者

(1)评估患者病情、意识、缺氧程度、呼吸、自理能力、合作程度。

(2)评估患者鼻腔状况:有无鼻息肉、鼻中隔偏曲或分泌物阻塞等。

3.操作护士

着装整洁、修剪指甲、洗手、戴口罩。

4.物品准备

治疗车、氧流量表、人工肺、水杯、棉签、快速手消毒剂、吸氧卡、笔,必要时备吸氧面罩。

5.环境

安静、整洁。

(三)操作步骤

(1)携用物至患者床旁,核对腕带及床头卡。

(2)协助患者取舒适卧位。

(3)正确安装氧气装置。

(4)清洁鼻腔。

(5)根据病情调节氧流量。

(6)吸氧并固定吸氧管或面罩。

(7)观察患者缺氧改善情况。

(8)整理床单位,协助患者取舒适、安全卧位。

(9)整理用物,按医疗垃圾分类处理用物。

(10)擦拭治疗车。

(11)洗手、签字、确认医嘱。

(四)注意事项

(1)保持呼吸道通畅,注意气道湿化。

(2)保持吸氧管路通畅,无打折、分泌物堵塞或扭曲。

(3)面罩吸氧时,检查面部、耳廓皮肤受压情况。

(4)吸氧时先调节好氧流量再与患者连接,停氧时先取下鼻导管或面罩,再关闭氧流量表。

(5)注意用氧安全,尤其是使用氧气筒给氧时注意防火、防油、防热、防震。

(6)新生儿吸氧应严格控制用氧浓度和用氧时间。

(五)评价标准

(1)患者/家属能够知晓护士告知的事项,并能配合,对服务满意。

(2)操作过程规范、安全,动作娴熟。

第四节　排痰技术

一、有效排痰法

(一)目的

对不能有效咳痰的患者进行叩背,协助排出肺部分泌物,保持呼吸道通畅。

(二)操作前准备

1.告知患者

操作目的、方法、注意事项、配合方法。

2.评估患者

(1)病情、意识状态、咳痰能力、影响咳痰的因素、合作能力。

(2)痰液的颜色、性质、量、气味。

(3)肺部呼吸音情况。

3.操作护士

着装整洁、修剪指甲、洗手、戴口罩。

4.物品准备

听诊器、隔离衣、快速手消毒剂,必要时备雾化面罩、雾化液。

5.环境

整洁、安静。

(三)操作步骤

(1)穿隔离衣,核对腕带及床头卡。

(2)协助患者取侧卧位或坐位。

(3)叩击患者胸背部,手指合拢呈杯状由肺底自下而上、自外向内叩击。

(4)拍背后,嘱患者缓慢深呼吸用力咳出痰液。

(5)听诊肺部呼吸音清。

(6)协助患者清洁口腔。

(7)整理床单位,协助患者取舒适卧位。

(8)整理用物,脱隔离衣。

(9)洗手、记录,确认医嘱。

(四)注意事项

(1)注意保护胸、腹部伤口,合并气胸、肋骨骨折时禁做叩击。

(2)根据患者体型、营养状况、耐受能力,合理选择叩击方式、时间和频率。

(3)操作过程中密切观察患者意识及生命体征变化。

(五)评价标准

(1)患者/家属能够知晓护士告知的事项,对服务满意。

(2)操作过程规范、安全,动作娴熟。

二、经鼻/口腔吸痰法

(一)目的

充分吸出痰液,保持患者呼吸道通畅,确保患者安全。

(二)操作前准备

1.告知患者/家属

操作目的、方法、注意事项、配合方法。

2.评估患者

(1)病情、意识状态、生命体征、承受能力、合作程度。

(2)双肺呼吸音、痰鸣音、氧疗情况、SpO_2、咳嗽能力。

(3)痰液的性状。

(4)义齿、口腔及鼻腔状况。

3.操作护士

着装整洁、修剪指甲、态度和蔼、洗手、戴口罩。

4.物品准备

治疗车、治疗盘、吸痰包、一次性吸痰管、灭菌注射用水、负压吸引装置一套、隔离衣、快速手消毒剂、污物桶、消毒桶;必要时备压舌板、开口器、舌钳、口咽通气道、听诊器。

5.环境

整洁、安静。

(三)操作步骤

(1)穿隔离衣,携用物至患者床旁,核对腕带及床头卡。

(2)协助患者取适宜卧位,取下活动义齿。

(3)连接电源,打开吸引器,调节负压吸引压力 2.0～26.7 kPa(150～200 mmHg)。

(4)戴一次性无菌手套,连接吸痰管。

(5)吸痰管经口或鼻插入气道(进管时阻断负压),边旋转边向上提拉,每次吸痰时间不超过 15 秒。

(6)吸痰过程中密切观察患者生命体征、血氧饱和度及痰液情况,听诊呼吸音。

(7)吸痰结束,用手上的一次性手套包裹吸痰管,丢入污物桶。

(8)冲洗管路。

(9)整理床单位,协助患者取安全、舒适体位。

(10)整理用物,按医疗垃圾分类处理用物。

(11)脱隔离衣,擦拭治疗车。

(12)洗手、记录、确认医嘱。

(四)注意事项

(1)观察患者生命体征、血氧饱和度变化及痰液情况,并准确记录。

(2)遵循无菌原则,插管动作轻柔。吸痰管到达适宜深度前避免负压,逐渐退出的过程中提供负压。

(3)选择粗细、长短、质地适宜的吸痰管。

(4)按需吸痰,每次吸痰时均须更换吸痰管。

(5)患者痰液黏稠时可以配合翻身叩背、雾化吸入,患者发生缺氧症状时如发绀、心率下降应停止吸痰,休息后再吸。

(6)吸痰过程中,鼓励并指导清醒患者深呼吸,进行有效咳痰。

(五)评价标准

(1)患者/家属能够知晓护士告知的事项,并能配合操作。

(2)遵循无菌原则、消毒隔离制度。

(3)操作过程规范、安全、有效,动作轻柔。

三、气管插管吸痰法

(一)目的

充分吸出痰液,保持患者呼吸道通畅。

(二)操作前准备

1.告知患者/家属

操作目的、方法、注意事项、配合方法。

2.评估患者

(1)病情、意识状态、合作程度。

(2)心电监护及管路状况。

3.操作护士

着装整洁、修剪指甲、洗手、戴口罩。

4.物品准备

治疗车、负压吸引装置一套、一次性吸痰管、无菌生理盐水、隔离衣、快速手消毒剂、污物桶、消毒桶。

5.环境

安静、整洁。

(三)操作步骤

(1)穿隔离衣,携用物至患者床边,核对患者腕带及床头卡。

(2)协助患者取仰卧位,头偏向操作者侧。

(3)吸痰前给予2分钟纯氧吸入。

(4)连接电源,打开吸引器,调节负压吸引压力20.0～26.7 kPa(150～200 mmHg)。

(5)戴一次性无菌手套,连接吸痰管。

(6)正确开放气道,迅速将吸痰管插入至适宜深度,边旋转边向上提拉,每次吸痰时间不超过15秒。

(7)观察患者生命体征、血氧饱和度变化,痰液的性状、量及颜色,听诊呼吸音。

(8)吸痰结束后再给予纯氧吸入2分钟。

(9)吸痰管用手上的一次性手套包裹,丢入污物桶。

(10)冲洗管路并妥善放置。

(11)整理床单位,协助患者取安全、舒适体位。

(12)整理用物,按医疗垃圾分类处理用物。

(13)脱隔离衣,擦拭治疗车。

(14)洗手、记录、确认医嘱。

(四)注意事项

(1)观察患者生命体征及呼吸机参数变化。如呼吸道被痰液堵塞、窒息,应立即吸痰。

(2)遵循无菌原则,每次吸痰时均须更换吸痰管,应先吸气管内,再吸口鼻处。

(3)吸痰前整理呼吸机管路,倾倒冷凝水。

(4)掌握适宜的吸痰时间。呼吸道管路每周更换消毒一次,发现污染严重,随时更换。

(5)注意吸痰管插入是否顺利,遇有阻力时,应分析原因,不得粗暴操作。

(6)选择型号适宜的吸痰管,吸痰管外径应小于气管插管内径的1/2。

(7)吸痰过程中,鼓励并指导清醒患者深呼吸,进行有效咳痰。

(五)评价标准

(1)患者/家属能够知晓护士告知的事项,并能配合操作。

(2)遵循无菌技术、标准预防、消毒隔离原则。

(3)护士操作过程规范、安全、有效。

四、排痰机使用

(一)目的
协助排除肺部痰液,预防、减轻肺部感染。

(二)操作前准备

1.告知患者/家属
操作目的、方法、注意事项、配合方法。

2.评估患者
(1)病情、意识状态、耐受能力、心理反应、合作程度。
(2)胸部皮肤情况及肺部痰液分布情况。

3.操作护士
着装整洁、修剪指甲、洗手、戴口罩。

4.物品准备
振动排痰机、叩击头套、快速手消毒剂。

5.环境
整洁、安静、私密。

(三)操作步骤
(1)携用物至患者床旁,核对腕带及床头卡。
(2)协助患者取适宜体位。
(3)连接振动排痰机电源,开机。
(4)调节强度、频率。
(5)选择排痰模式(自动和手动),定时。
(6)安装适宜的叩击头及套。
(7)叩击头振动后,方可放于胸部背部及前后两侧并给予适当的压力治疗。
(8)治疗结束,撤除叩击头套。
(9)整理床单位,协助患者取安全、舒适卧位。
(10)整理用物,按医疗垃圾分类处理用物。
(11)洗手、记录、确认医嘱。

(四)注意事项
(1)皮肤感染、胸部肿瘤、心内附壁血栓、严重心房颤动、心室颤动、急性心肌梗死、不能耐受振动的患者禁忌使用。

（2）密切监测患者病情变化，如患者感到不适，应及时停止治疗。

（3）应将叩击头置于叩击部位不动，持续数秒，再更换叩击部位，或叩击头缓慢在身体表面移动，要避免快速移动，以免影响治疗效果。

（4）根据患者情况选择治疗时间，一般为 5～10 分钟。

（五）评价标准

（1）患者/家属能够知晓护士告知的事项，对服务满意。

（2）注意观察患者肺部情况。

（3）护士操作过程规范、准确。

第五节　营养支持技术

一、肠内营养

（一）目的

（1）全面、均衡、符合生理的营养供给，以降低高分解代谢，提高机体免疫力。

（2）维持胃肠道功能，保护肝脏功能。

（3）提供经济、安全的营养治疗。

（二）操作前准备

1.告知患者/家属

操作目的、方法、注意事项、配合方法。

2.评估患者

病情、意识状态、合作程度、营养状态、管饲通路情况、输注方式。

3.操作护士

着装整洁、修剪指甲、洗手、戴口罩。

4.物品准备

肠内营养液、营养泵、肠内营养袋、加温器、20 mL 注射器、温水。必要时备插线板。

5.环境

整洁、安静。

(三)操作步骤

(1)携用物至患者床旁,核对腕带及床头卡。

(2)协助患者取半卧位。

(3)固定营养泵,安装管路,检查并确认喂养管位置,抽吸并评估胃内残留量。

(4)温水冲洗胃肠营养管并与管路连接。

(5)根据医嘱调节输注速度。

(6)加温器连于喂养管上(一般温度调节在 37~40 ℃)。

(7)核对。

(8)输注完毕,温水冲洗喂养管。

(9)包裹、固定胃肠营养管。

(10)协助患者取适宜卧位,整理床单位。

(11)整理用物,按医疗垃圾分类处理用物。

(12)擦拭治疗车。

(13)洗手、记录、确认医嘱。

(四)注意事项

(1)营养液现用现配,24 小时内用完。

(2)长期留置胃肠营养管者,每天用油膏涂擦鼻腔黏膜,每日进行口腔护理。

(3)输注前后或经胃肠营养管注入药物后均用温水冲洗胃肠营养管。

(4)定期(或按照说明书)更换胃肠营养管,对胃造口、空肠造口者,保持造口周围皮肤干燥、清洁。

(5)避免空气入胃,引起胀气。

(6)加温器放到合适的位置,以免烫伤患者。

(7)抬高床头,避免患者平卧引起误吸。

(8)观察并记录输注量以及输注中、输注后的反应。

(9)特殊用药前后用约 30 mL 温水冲洗胃肠营养管,药片或药丸经研碎、溶解后注入胃肠营养管。

(10)注意放置恰当的管路标识。

(五)评价标准

(1)患者/家属能够知晓护士告知的事项,对服务满意。

(2)操作规范、安全,动作娴熟。

二、肠外营养

(一)目的

通过静脉途径输注各种营养素,补充和维持患者的营养。

(二)操作前准备

1.告知患者/家属

操作目的、方法、注意事项、配合方法。

2.评估患者

病情、意识状态、合作程度、营养状态、输液通路情况、穿刺点及其周围皮肤状况。

3.操作护士

着装整洁、修剪指甲、洗手、戴口罩。

4.物品准备

治疗车、穿刺盘、营养液、20 mL 注射器、输液泵、营养袋、加温器、温水。必要时备插线板。

5.环境

整洁、安静。

(三)操作步骤

(1)携用物至患者床旁,核对腕带及床头卡。

(2)协助患者取舒适卧位。

(3)固定输液泵,连接电源。

(4)营养袋挂于仪器架上,排气。

(5)打开输液泵门,固定输液管,关闭输液泵门。

(6)开机,设置输液速度及预输液量。

(7)将感应器固定在墨菲滴管上端。

(8)消毒皮肤,二次排气。

(9)穿刺,启动输液泵,妥善固定管路。

(10)整理床单位,协助患者取舒适卧位。

(11)整理用物,按医疗垃圾分类处理用物。

(12)擦拭治疗车。

(13)洗手、记录、确认医嘱。

(四)注意事项

(1)营养液宜现配现用,若营养液配制后暂时不输注,冰箱冷藏,输注前室温下复温后再输,保存时间不超过 24 小时。

(2)等渗或稍高渗溶液可经周围静脉输入,高渗溶液应从中心静脉输入,明确标识。

(3)如果选择中心静脉导管输注,注意管路维护。

(4)不宜从营养液输入的管路输血、采血。

(五)评价标准

(1)患者/家属能够知晓护士告知的事项,对服务满意。

(2)遵循查对制度,符合无菌技术、安全给药原则。

(3)操作过程规范,动作娴熟。

第二章

呼吸内科疾病的护理

第一节　慢性阻塞性肺疾病

慢性阻塞性肺疾病简称慢阻肺,是以气流受限为特征的肺部疾病,气流受限不完全可逆,呈进行性发展,但是可以预防和治疗。慢阻肺主要累及肺脏,但也可以引起肺外各器官的损害。

一、病因

(一)吸烟

吸烟为重要的发病因素,吸烟者慢性支气管炎的患病率比不吸烟者高 2～8 倍,烟龄越长,吸烟量越大,慢阻肺患病率越高。

(二)职业粉尘和化学物质

当接触职业粉尘及化学物质的浓度过高或时间过长时,均可产生与吸烟类似的慢阻肺。

(三)空气污染

大气中的有害气体可损伤气道黏膜上皮,使纤毛清除功能下降,黏液分泌增加,为细菌感染增加条件。

(四)感染因素

感染是慢阻肺发生发展的重要因素之一。

(五)蛋白酶-抗蛋白酶失衡

蛋白酶对组织有损伤和破坏作用,抗蛋白酶对弹性蛋白酶等多种蛋白酶具有抑制功能。

(六)氧化应激

有研究表明,慢阻肺患者的氧化应激增加。

(七)其他

如自主神经功能失调、营养不良,气温变化都有可能参与慢阻肺的发生发展。

二、临床表现

(一)症状

起病缓慢、病程较长,反复急性发作。

1.慢性咳嗽

常晨间咳嗽明显,夜间有阵咳或伴有排痰,随病程发展咳嗽可终身不愈。

2.咳痰

咳痰量因人而异,为白色黏液或浆液性泡沫痰,偶可带血丝。合并细菌感染后则变为脓性黏液。

3.气短或呼吸困难

早期在劳累时出现,逐渐加重,以致在日常活动甚至休息时也感到气短,是慢阻肺的标志性症状。

4.喘息和胸闷

部分患者特别是重症患者,或者急性加重期可出现喘息。

5.其他

晚期慢阻肺患者有体重下降、食欲减退等。

(二)体征

早期体征可无异常,随疾病发展可出现以下体征。

1.视诊

胸廓前后径增大,肋间隙增宽,剑突下胸骨下角增宽,称为桶状胸。

2.触诊

双侧语颤减弱或消失。

3.叩诊

肺部过清音,心浊音界缩小,肺下界和肝浊音界下降。

4.听诊

两肺呼吸音减弱,部分患者可闻及湿性和(或)干性啰音。

三、治疗

(一)稳定期治疗

主要是减轻症状,阻止病情发展或缓解肺功能下降,改善患者的活动能力,提高患者生活质量,降低死亡率。

1.教育与管理

劝导吸烟患者戒烟是减慢肺功能损害最有效的措施。因职业或环境粉尘、刺激性气体所致者,应脱离污染环境。

2.气管舒张药

短期按需应用以缓解症状,长期规律应用以减轻症状。

3.祛痰药

对痰不易咳出者可选用盐酸氨溴索、N-乙酰半氨酸或羧甲司坦等药物。

4.糖皮质激素

目前认为 $FEV_1 < 50\%$ 预计值并伴有并发症或反复加重的慢阻肺患者可规律性吸入糖皮质激素,有助于减少急性发作频率,提高生活质量。

5.长期家庭氧疗

对慢阻肺慢性呼吸衰竭者,长期家庭氧疗可提高生活质量和生存率。

6.夜间无创通气治疗

部分严重夜间低氧血症的慢阻肺患者能够获益于夜间无创机械通气,目前常用方法包括:经鼻持续气道正压、经鼻间歇正压通气和经鼻/面罩双水平气道正压通气。

(二)急性加重期治疗

首先确定病因及病情严重程度,最多见是细菌或病毒感染,使气道炎症和气流受限加重,严重时并发呼吸衰竭和右心衰竭。应根据病情严重程度决定门诊或住院治疗。

四、护理评估

(一)健康史

1.患病及诊疗经过

发病是否与寒冷季节或气候变化有关,工作环境中有无接触职业粉尘和化学物质。

2.现病史

评估呼吸困难发生的诱因、特点,与活动和体位的关系,对日常生活活动的影响。

3.相关病史

询问患者有无吸烟史和慢性咳嗽、咳痰病史,有无肺血管疾病或神经肌肉疾病病史。

4.心理-社会评估

患者因长期患病,社会活动减少,长期治疗使家庭经济负担加重,易出现焦虑和抑郁的心理状态。

(二)身体评估

1.一般状态

评估患者的生命体征,有无体温升高、脉率增快、血压异常、呼吸的频率深度及节律改变,神志有无改变。

2.专科评估

观察患者有无口唇、甲床青紫伴鼻翼翕动等缺氧表现,有无桶状胸;触诊胸部语音震颤变化及胸摩擦感,胸廓两侧是否对称;肺部叩诊有无过清音;听诊有无两肺呼吸音减弱,有无湿性啰音和(或)干性啰音。

(三)辅助检查

(1)影像学检查:X线检查有无肺纹理增粗,有无肺气肿改变。

(2)动脉血气分析:有无低氧血症、高碳酸血症、酸碱平衡失调等。

(3)其他:血常规有无白细胞计数升高、中性粒细胞核左移。痰培养有无致病菌,药敏试验结果等。

五、护理措施

(1)保持室内空气新鲜:温度(23～25 ℃)、湿度(50％～60％)适宜。病室每天通风2次,每次30分钟。冬季嘱患者注意保暖,避免直接吸入冷空气。

(2)饮食以高热量、高蛋白质、易消化、高维生素的软食、半流食为宜,少食多餐,避免辛辣刺激,避免食用产气食物,嘱其多饮水。必要时静脉输液补充营养。

(3)急性期卧床休息,呼吸困难时抬高床头,取半卧位或坐位。恢复期可适当增加活动量,以患者不感到疲劳为宜。

(4)氧疗:指导患者持续低流量吸氧,吸入浓度为25％～30％,吸氧流量为1～2 L/min,每天持续15小时以上,告知患者及家属氧疗的重要性,观察患者氧

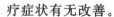

疗症状有无改善。

（5）观察病情变化：如神志、呼吸深度、频率、口唇和甲床的颜色。监测血氧、血气变化及咳嗽、咳痰、呼吸困难情况。

（6）保持呼吸道通畅：指导患者进行有效咳嗽和排痰，避免无效咳嗽，减少体力消耗。排痰困难者可行体位引流或雾化吸入，必要时吸痰。正确留取标本，观察痰的颜色、形状、气味等。

（7）呼吸功能锻炼：指导患者坚持进行腹式呼吸和缩唇呼吸训练，有助于增加通气量、降低呼吸频率、改善肺泡有效通气量。

（8）对于生活不能自理的患者做好生活护理，保持口腔、会阴、皮肤、头发、手足清洁。

六、健康指导

（一）疾病知识指导

让患者了解慢阻肺的相关知识，了解使病情恶化的因素。劝导患者戒烟是预防本病的重要措施。

（二）保持室内空气清新

定时通风，避免烟雾、粉尘刺激，气候骤变时防止受凉。

（三）饮食指导

呼吸频率的增加可使热量和蛋白质消耗增多，易导致营养不良。应制订出富含高热量、高蛋白、高维生素的饮食计划。

（四）坚持锻炼

每天进行腹式呼吸和缩唇呼吸锻炼，以改善通气，增加有效呼吸，鼓励加强耐寒锻炼。

（五）康复锻炼

使患者理解康复锻炼的重要性，发挥患者进行康复锻炼的主观能动性。

（六）心理疏导

引导患者适应慢性病并以良好的心态对待疾病，解除焦虑、紧张情绪。

（七）家庭氧疗

护理人员应指导患者和家属做以下几点。

（1）了解氧疗的目的及注意事项。

(2)注意供氧装置周围严禁烟火,防止氧气燃烧爆炸。

(3)氧疗装置应定期进行更换,清洁。

第二节　支气管哮喘

支气管哮喘简称哮喘,是由多种细胞和细胞组分参与的气道慢性炎症性疾病。这种慢性炎症导致气道高反应,通常出现广泛多变的可逆性气流受限,并引起反复发作性的喘息、气急、胸闷或咳嗽症状,常在夜间和(或)清晨发作,多数患者可自行缓解或经治疗后缓解。

一、病因

本病的病因尚未完全明了。哮喘与多基因遗传有关,同时受遗传因素和环境因素的双重影响,个体过敏体质及外界环境的影响是发病的危险因素。

二、临床表现

(一)症状

典型表现为发作性伴有哮鸣音的呼气性呼吸困难。严重者可呈强迫坐位或呈端坐呼吸,干咳或咳大量白色泡沫痰,甚至出现发绀等。

(二)体征

发作时胸部呈过度充气状态,双肺可闻及广泛的哮鸣音,呼气音延长。但在轻度哮喘或非常严重哮喘发作时,哮鸣音可不出现,称"寂静胸"。

(三)并发症

发作时可并发气胸、长期反复发作和感染可并发慢性支气管炎、肺气肿等。

三、治疗

目前尚无特效的治疗办法,但长期规范化治疗可使哮喘症状能得到控制,减少复发乃至不发作,使患者能与正常人一样生活、学习和工作。治疗原则为消除病因及诱因,控制哮喘急性发作,预防复发。

(一)消除病因

部分患者能找到引起哮喘发作的变应原或其他非特异刺激因素,立即使患者脱离变应原是防治哮喘最有效的方法。

(二)药物治疗

1.缓解哮喘发作

此类药物主要作用是舒张支气管,故也称支气管舒张药。如 β_2 受体激动药、茶碱类、抗胆碱药等。

2.控制和预防哮喘发作

此类药物主要治疗哮喘的气道炎症,亦称抗炎药。如糖皮质激素;白三烯拮抗药,色甘酸钠是非糖皮质激素类抗炎药物。

(三)急性发作期治疗

急性发作的治疗目的是尽快缓解气道阻塞,纠正低氧血症,恢复肺功能,预防病情进一步恶化或再次发作,防止并发症。

(四)哮喘的长期治疗

哮喘一般经过急性期治疗,症状可以得到控制,但哮喘的慢性炎症病理生理改变仍然存在,因此,必须制订哮喘的长期治疗方案。

四、护理评估

(一)病史

1.患病及治疗经过

询问患者发作时症状、咳嗽程度、持续时间、诱发或缓解因素等。

2.评估与哮喘有关的病因和诱因

(1)有无接触变应原。

(2)有无主动或被动吸烟,吸入污染空气等。

(3)有无进食虾、蟹、牛奶、鱼、蛋类等食物。

(4)有无服用普洛萘尔、阿司匹林等药物史。

(5)有无气候变化、剧烈运动等诱发因素。

(6)有无易激动、焦虑等精神因素。

(7)有无哮喘家族史。

3.心理-社会评估

哮喘是一种气道慢性炎症性疾病,患者对环境等多种激发因子易产生变态反应,发作性症状反复出现。

（二）身体评估

（1）一般状态：评估患者的生命体征和精神状态。

（2）皮肤和黏膜：观察有无颜色变化。

（3）胸部体征：观察有无辅助呼吸肌参与呼吸和三凹征出现。

（三）实验室及其他检查

（1）血常规：有无嗜酸性粒细胞、中性粒细胞增高。

（2）动脉血气分析：有无 PaO_2 降低、$PaCO_2$ 增高，有无呼吸性酸中毒和代谢性碱中毒。

（3）特异性变应原的检测：特异性 IgE 有无增高。

（4）痰液检查：涂片有无嗜酸性粒细胞，痰培养有无致病菌。

（5）肺功能检查：有无呼吸困难。

五、护理措施

（1）病室空气必须流通、新鲜，无灰尘、烟雾及其他一切刺激性物质。室内不宜摆放花草，以免香气诱发哮喘发作。

（2）给予营养丰富的清淡饮食，多吃水果、蔬菜。禁止食入可能引起哮喘发作的食物，如鱼、虾、蟹等。急性发作时以流质食物为宜。

（3）了解患者生活及工作环境，观察发作诱因及饮食习惯，以便寻找变态原及避免接触变态原。密切观察患者生命体征，观察有无发作先兆，如口干、咳嗽、胸闷、气短、呼吸困难等，及时通知医师给予处理；必要时雾化吸入，协助拍背排痰，保持呼吸道通畅。

（4）哮喘发作严重时，协助患者选择舒适的卧位，加强监护，遵医嘱给予支气管扩张剂等药物，伴发绀、呼吸困难等，遵医嘱给予吸氧，纠正低氧血症，必要时机械通气。因患者呼吸频率快，水分大量蒸发，痰液黏稠不易咳出，嘱患者多饮水，必要时补液。

（5）心理护理：很多患者因哮喘反复发作，对疾病产生恐惧心理，所以医护人员对待患者要亲切，多与患者交流，讲解哮喘的诱发因素及用药注意事项。在急性发作时守护及安慰患者，解除患者紧张情绪。

六、健康指导

（一）疾病知识指导

指导患者增加对哮喘激发因素、发病机制、控制目的和效果的认识，提高患者治疗的依从性。

(二)用药指导

指导患者了解目前使用药物的作用以及用药时间、频率和方法。

(三)正确使用定量雾化吸入器

(1)定量雾化吸入器:需要患者协调呼吸动作,正确使用是保证治疗成功的关键。

(2)干粉吸入器:常用的有都保装置和准纳器。

(四)心理指导

精神心理因素在哮喘的发生发展过程中起重要作用,培养良好的情绪和战胜疾病的信心是哮喘治疗和护理的重要内容。

(五)出院指导

1.避免诱因指导

指导患者有效控制可诱发哮喘发作的各种因素。

2.病情监测指导

指导患者识别哮喘发作的先兆表现和病情加重的征象。

(1)如突然出现精神紧张、打喷嚏、干咳及鼻咽、眼部等黏膜刺激症状或呼吸道感染症状和体征。

(2)自述胸部有压迫窒息感,应想到哮喘发作的可能。

第三节 支气管扩张症

支气管扩张症指感染、理化、免疫或遗传等原因引起的支气管壁肌肉和弹力支撑组织破坏导致一支或多支直径＞2 mm 的近端支气管不可逆性扩张。主要临床表现为慢性咳嗽、咳大量脓痰和(或)反复咯血。多有童年麻疹、百日咳或支气管肺炎等病史。

一、病因

(一)支气管-肺部感染

婴幼儿期支气管-肺组织感染是支气管扩张最常见的原因。支气管炎症引起支气管黏膜充血、水肿和分泌物阻塞管腔,致使引流不畅而加重感染。

(二)支气管阻塞

肿瘤、异物、感染、支气管周围肿大的淋巴结或肺癌的压迫使支气管阻塞导致肺不张,胸腔负压直接牵拉支气管管壁,导致支气管扩张。

(三)先天性支气管发育异常和遗传因素

先天性支气管发育异常,如巨大气管-支气管症是先天性结缔组织异常、管壁薄弱导致器官和主支气管扩张。弥漫性的支气管扩张发生于存在遗传、免疫或解剖缺陷的患者。

(四)全身性疾病

如类风湿关节炎、溃疡性结肠炎、系统性红斑狼疮、人免疫缺陷病毒(HIV)感染等疾病可同时伴有支气管扩张。

二、临床表现

(一)症状

1.慢性咳嗽、大量脓痰

痰量与体位有关,这是支气管扩张部位分泌物积储,当体位改变时,分泌物刺激支气管黏膜引起咳嗽和排痰。

2.反复咯血

50%～70%的患者有不同程度的咯血,可分为痰中带血或大量咯血,咯血量有时与病情严重程度、病变范围不一致。

3.继发肺部感染

其特点是同一肺段反复发生肺炎并迁延不愈,这是由于扩张的支气管清除分泌物的功能丧失,引流差,易反复发生感染。

4.慢性感染中毒症状

如反复感染,可出现发热、乏力、食欲减退、消瘦、贫血等。

(二)体征

1.早期轻度支气管扩张

患者可无异常体征,反复感染后由于病变位置固定,重复体检时肺部湿啰音部位固定不变。有时可闻及哮鸣音,常伴杵状指(趾)。

2.早期或干性支气管扩张

可无异常肺部体征,病变严重或继发感染时可闻及下胸部、背部固定而持久的局限性粗湿啰音,有时可闻及哮鸣音。

三、治疗

支气管扩张症的治疗原则是保持呼吸道引流通畅,控制感染,处理咯血,必要时手术治疗。

(一)控制感染

控制感染是支气管扩张症急性感染期的主要治疗措施。应根据临床表现和痰培养结果,选用有效的抗菌药物。

(二)清除气道分泌物

清除气道分泌物应加祛痰药物,可口服溴己新、盐酸安溴索片等。可通过振动、叩背、体位引流和雾化吸入等方法加快气道内分泌物的清除。

(三)改善气流受限

应用支气管舒张剂可改善气流受限,伴有气道高反应及可逆性气流受限的患者疗效明显。

(四)外科治疗

对于反复呼吸道急性感染或大咯血者,或病变局限在一叶或一侧肺组织,经充分的内科治疗仍顽固反复发作,全身状况良好者,可考虑手术切除病变肺段或肺叶。

四、护理评估

(一)健康史

1.患病及诊疗经过

有无受凉、气候变化等诱因。既往诊断、治疗和护理经过,是否服用过止咳药、祛痰药,以及这些药物的种类、剂量和疗效。

2.目前状况

评估咳嗽发生的急缓、性质及持续时间;评估痰液的颜色、性质、量、气味,咳痰与体位的关系,痰液是否顺利排除,有无发热、胸痛、呼吸困难度等表现;评估咯血量、症状和持续时间,有无窒息、继发感染的表现。

3.相关病史

询问患者有无支气管扩张的基础疾病,如支气管肺炎、肿瘤、先天发育不全等,有无糖尿病、高血压等相关疾病。

(二)身体评估

1.一般状态

评估患者营养状态、排泄情况、有无烟酒嗜好等。

2.专科评估

是否有口唇、甲床青紫伴鼻翼翕动等缺氧表现;触诊胸部语音震颤变化及胸膜摩擦感,胸廓两侧运动是否对称;肺部叩诊音有无浊音或实音;听诊有无呼吸音减弱,支气管呼吸音及干、湿啰音等。

3.心理-社会评估

评估患者对支气管扩张症的发生、病程、预后及健康保健知识是否了解。

(三)辅助检查

1.影像学检查

胸部 X 线有无轨道征表现,有无卷发状阴影。CT 检查有无柱状扩张或成串成簇的囊状扩张。

2.纤维支气管镜检查

是否能确定患者的出血、扩张和阻塞部位。

3.其他

血常规有无白细胞和中性粒细胞增高,肺功能测定有无气流受限。

五、护理措施

(一)环境

保持室内空气新鲜流通,室温保持 18～20 ℃,相对湿度以 55％～60％为宜。如果空气干燥,气管纤毛运动减弱,则痰液更不易咳出。

(二)休息与活动

高热和咯血患者需卧床休息,协助患者选取舒适体位,慢性患者适当活动,分散患者注意力,让患者参加力所能及的工作和生活活动,增加自信心。

(三)饮食与卫生

加强营养,给予高热量、高蛋白、高维生素饮食,发热患者给予高热量流质饮食,以补充机体能量消耗。指导患者晨起、睡前、饭后和体位引流后漱口,以增加食欲,鼓励患者每天饮水 1 500 mL,充足的水分可稀释痰液。

(四)病情观察

观察痰液的性状、颜色、量和气味,对咯血患者应密切观察咯血量及颜色、呼吸、血压、脉搏、体温变化,有无窒息发生,一旦发生应立即抢救。

(五)促进痰液排出

指导患者有效咳嗽,湿化呼吸道,遵医嘱给予患者雾化吸入,同时服用祛痰剂,利于痰液的排出。

(六)体位引流

根据病变部位采取适当体位,原则上病变部位位于高处,引流支气管开口向下,有利于潴留的分泌物随重力作用流入大支气管和气管排出。引流一般每天2～3次,每次15～20分钟,宜在饭前进行,引流时辅以胸部叩击,指导患者进行有效咳嗽,以提高引流效果。引流过程中应注意病情变化,如出现面色苍白、发绀、心悸、呼吸困难等异常,应立即停止。引流完毕,擦净口周的痰液,给予漱口,并记录排出的痰量和性质,必要时送检。

(七)咯血的护理

(1)注意观察咯血的先兆症状,如胸闷、心前区灼热感、头晕、喉部发痒、口有腥味或痰中带血丝,出现上述症状要通知医师及时处理,防止大咯血发生。

(2)嘱患者保持安静,并给予精神安慰消除恐惧,防止情绪波动再度引起咯血。

(3)给予一般护理并做好护理记录。患者平卧或卧向患侧,平卧时头偏向一侧。

(4)嘱患者将痰或血块尽量咳出,轻轻呼吸,不可屏气,保持呼吸道通畅,防止窒息。

(5)备好抢救车、药品、氧气、气管切开包、纤维支气管镜、吸引器、输血用物及备血。

(6)遵医嘱使用止血药物,静脉点滴缓慢注入垂体后叶素,至少10分钟推完,观察有无恶心、便意、腹痛及血压升高等不良反应,心绞痛、高血压患者及妊娠者禁用。

(7)注意观察意识状态、血压、脉搏、呼吸、体温,密切注意失血性休克的出现。

(8)患者突然出现胸闷、躁动、呼吸困难、咯血不畅时,应立即将患者臀部垫高,头低位。轻拍健侧背部,排出血块,保持呼吸道通畅。

(9)适当给予镇静剂,慎用镇咳药,禁用吗啡及可待因,以免抑制呼吸中枢和咳嗽反射,使血块不易排出,引起窒息。

（10）出血期应给予高热量、易消化饮食，禁食刺激性食物，保持排便通畅，避免过度用力及剧烈咳嗽。

（11）出现喷射性大咯血时，立即通知医师。若咯血突然停止，并从鼻腔中喷射出少量血液，呼吸浅表、发绀或血块留置在气管中，引起窒息，立即用顺位引流，取头低位，倾斜 45°～90°，捶击患者背部，以利血块咳出。如无效，即刻配合医师做气管插管或用气管镜吸出凝血块。

（八）心理护理

由于疾病时间长，患者易产生紧张、焦虑情绪，护理人员应关心患者，讲解支气管扩张反复发作的原因及治疗进展，帮助患者树立战胜疾病的信心。患者咯血时应陪伴在床旁，及时帮助患者清除污物，指导患者使用放松术，如缓慢深呼吸等，必要时给予镇静剂，消除紧张情绪。

六、健康指导

（一）生活指导

指导患者建立良好的生活习惯、劳逸结合，消除紧张、焦虑情绪。补充足够的营养，增强机体抵抗力。多饮水、稀释痰液，以利于排痰，注意口腔卫生，戒烟。

（二）疾病知识指导

指导患者和家属了解疾病的发生、发展与治疗、护理过程。与患者和家属共同制订长期防治计划及积极治疗呼吸感染，根除上呼吸道感染灶。指导患者保持呼吸道通畅，掌握有效咳嗽、雾化吸入、体位引流方法及抗生素的作用、用法和不良反应。指导患者和家属学会对感染、咯血等症状的监测，定期门诊复查，症状加重时及时就医。

第四节　肺　　炎

肺炎指终末气道、肺泡和肺间质的炎症，可由病原微生物感染、理化因素、免疫损失、变态反应及药物所致。

一、病因

感染为最常见病因，正常的呼吸道免疫防御机制使气管隆突以下的呼吸道保持无菌,当病原体数量多、毒力强和宿主呼吸道局部和全身免疫防御系统损害,即可发生肺炎。

二、临床表现

(一)症状

一般起病急,典型表现为突然畏寒、发热,或先有短暂"上呼吸道感染"病史,随后咳嗽、咳痰或原有呼吸道症状加重,并出现脓性痰或血痰,伴或不伴胸痛。病变范围大者可有呼吸困难、发绀。

(二)体征

早期肺部体征不明显,典型体征为肺实变体征、湿啰音。

三、治疗

一般肺炎的治疗原则首先是控制感染,以青霉素为首选,辅以对症治疗和支持疗法。休克性肺炎主要是扩充血容量和早期使用足量有效的抗生素,同时采取吸氧、纠正酸中毒、应用血管扩张药和糖皮质激素等多项综合治疗措施。

(一)抗感染治疗

初始采用经验治疗,初始治疗后根据临床反应、细菌培养和药物敏感试验,给予特异性的抗生素治疗。

(二)对症和支持治疗

根据患者的具体病情给予降温、祛痰、平喘、调节机体营养状态等治疗。

(三)并发症的预防与处理

密切观察,合理用药,预防并发症的发生。

四、护理评估

(一)健康史

1.患病及诊治经过
询问有关病因,有无受凉、感冒、劳累等诱发因素。

2.目前状况
评估患者发热、咳嗽、咳痰等情况,患者有无胸痛等伴随症状发生。

3.相关病史
有无糖尿病、循环系统疾病等慢性病史。

4.心理-社会评估

由于起病急骤,个别患者预后较差,评估患者有无紧张焦虑等心理状况。

(二)身体评估

1.一般状态

评估患者的生命体征,如体温变化、呼吸与血压有无异常等;患者的营养状态,面容及意识状态等。

2.专科评估

评估患者有无颜面潮红、口唇发绀、淋巴结肿大等。

(三)辅助检查

评估有无白细胞计数升高,中性粒细胞核左移,淋巴细胞计数升高等;胸部X线检查有无肺纹理增粗、炎性浸润影等;痰培养有无细菌生长,药敏实验结果;血气分析是否有 PaO_2 减低和(或) $PaCO_2$ 升高。

五、护理措施

(一)环境要求

环境清洁安静,阳光充足、空气清新。室内每天通风 2 次,每次 15～30 分钟,室温保持 18～20 ℃,相对湿度 55%～60% 为宜,防止空气干燥,气管纤毛运动降低,痰液不易咳出。

(二)活动与休息

急性期患者卧床休息,减少组织氧消耗,病情缓解后逐渐增加机体活动量,以活动后不感心慌、气急、劳累为原则。

(三)饮食的护理

给予清淡易消化的高热量、高维生素、高蛋白或半流质饮食。

(四)心理的护理

做好心理护理,应多与患者沟通,消除患者烦躁、焦虑的情绪。

(五)高热的护理

1.观察病情

观察体温、脉搏、呼吸、血压的变化情况,尤其是儿童、老年人、久病体弱者。

2.保暖

寒战时可用空调、热水袋、被褥保暖,避免烫伤。

3.降温护理

高热患者可给予物理降温,遵医嘱给予小剂量退热药降温,儿童注意防止惊厥发生。

4.及时补充营养及水分

鼓励多饮水,暂不能进食者遵医嘱静脉补液,不宜过快。

5.口腔清洁

高热时唾液分泌减少,抵抗力下降,易引起口腔干裂,应保持口腔清洁湿润。

6.皮肤清洁

协助大量出汗患者进行温水擦浴,注意保持皮肤清洁、干燥。

(六)促进排痰

采取有效的咳嗽、拍背、雾化吸入,遵医嘱给予祛痰剂等。

(七)改善呼吸

有低氧血症患者给予氧气吸入,提高血氧饱和度,改善呼吸困难。

(八)胸痛的护理

患者胸痛常随呼吸、咳嗽而加重,可采取患侧卧位,用多头带固定患侧胸廓减轻疼痛。

六、健康指导

(一)疾病预防指导

指导患者及家属了解肺炎的病因和诱因。避免着凉、吸烟、酗酒,防止过度疲劳。

(二)疾病知识指导

向患者介绍肺炎的发病机制、典型表现、治疗方法、疾病的发展和并发症。建议患者自我监测症状,早发现、早治疗。

(三)活动与休息指导

保证充足休息时间,注意锻炼身体,尤其是耐寒的锻炼,以增强机体抵抗力。

(四)出院指导

肺炎虽可治愈,但若不注意,易复发。应积极防治上呼吸道感染。

(1)向患者介绍肺炎的基本知识,强调预防的重要性。

(2)增加营养摄入,保证充足休息时间,增加机体对感染的抵抗力。

(3)纠正吸烟等不良习惯,避免受凉、酗酒等诱发因素。

第五节　慢性肺源性心脏病

慢性肺源性心脏病简称慢性肺心病,指由于肺组织、肺血管或胸廓的慢性病变引起肺组织功能异常,产生肺血管阻力增加,肺动脉压力增高,使右心室扩张和(或)肥厚,伴或不伴右心功能衰竭的心脏病,并排除先天性心脏病和左心病变引起者。

一、病因

(一)支气管、肺疾病

以慢性阻塞性肺疾病最为多见,占 80%～90%,其次为支气管哮喘、支气管扩张症、重症肺结核、间质性肺炎等。

(二)胸廓运动障碍性疾病

较少见,严重脊柱侧后凸、脊椎结核、类风湿关节炎、胸膜广泛粘连等造成的严重胸廓或脊椎畸形,以及神经肌肉疾患如脊髓灰质炎等,均可引起胸廓活动受限、肺受压、支气管变形,导致肺功能受损。气道引流不畅,肺部反复感染,并发肺气肿或纤维化。

(三)肺血管疾病

慢性血栓栓塞性肺动脉高压、肺小动脉炎、原发性肺动脉高压等引起肺血管阻力增加、肺动脉高压和右心室负荷加重,发展为慢性肺心病。

(四)其他

原发性肺泡通气不足及先天性口咽畸形、睡眠呼吸暂停低通气综合征均可产生低氧血症,发展成慢性肺心病。

二、临床表现

(一)肺、心功能代偿期

1.症状

咳嗽、咳痰、气促,活动后可有心悸、呼吸困难、活动耐力下降。

2.体征

有不同程度的发绀和肺气肿体征,有右心室肥厚体征,部分患者可有颈静脉充盈情况。

(二)肺、心功能失代偿期

1.呼吸衰竭

(1)症状:呼吸困难加重,常有食欲下降、谵妄等肺性脑病的表现。

(2)体征:明显发绀、球结膜水肿,严重时可有颅内压升高的表现。

2.右心衰竭

(1)症状:明显气促、心悸、食欲缺乏、腹胀、恶心等。

(2)体征:发绀明显,颈静脉怒张,心率增快,可出现心律失常,肝大、有压痛,肝颈静脉回流征阳性,重者可有腹水。

(三)发症

肺性脑病、心律失常、消化道出血、肺栓塞及弥散性血管内凝血等。

三、治疗

(一)急性加重期

积极控制感染,保持呼吸道通畅,改善呼吸功能,纠正缺氧和二氧化碳潴留,控制呼吸衰竭和心力衰竭,积极处理并发症。

1.控制感染

参考痰细菌培养及药敏试验选择抗生素。没有培养结果时,根据感染的环境及痰涂片结果选用抗生素,注意继发真菌感染的可能。

2.氧疗和改善通气功能

给予鼻导管或面罩给氧,纠正缺氧和二氧化碳潴留。

3.控制心力衰竭

慢性肺心病患者经积极控制感染,改善呼吸功能后心力衰竭便能得到改善,患者尿量增多,水肿消退,不需使用利尿药。

4.控制心律失常

一般经抗感染、纠正缺氧治疗后,心律失常可自行消失。

5.抗凝治疗

应用普通肝素或低分子肝素防止微小动脉原位血栓的形成。

(二)缓解期

原则上采用中西医结合综合治疗措施,目的是增强免疫功能,去除诱发因素,避免急性加重的发生,使肺、心功能得到部分或全部恢复。

四、护理评估

(一)健康史

1.患病及诊疗经过

评估患者原有基础疾病及有无受凉、感染等急性加重诱因。

2.目前状况

评估患者意识;呼吸困难特点、严重程度和对日常生活的影响;咳嗽、咳痰特点;有无头痛、心悸及其发作频率;有无水肿及其特点、部位、程度等;以往治疗情况及有无家庭氧疗等经历。

3.心理-社会评估

该病为慢性疾病,治疗周期长、迁延不愈。急性加重期常伴活动耐力逐渐下降。

(二)身体评估

1.一般状态

评估患者生命体征是否有发热,呼吸频率、节律、形态的变化及脉搏频率、节律的变化;评估患者意识情况,皮肤变化;评估患者活动能力,营养与排泄状况。

2.专科评估

(1)胸部:视诊胸廓外形是否有桶状胸、叩诊有无过清音、有无呼吸音减弱,呼气相延长。

(2)心脏:视诊是否有剑突下心尖冲动,叩诊心浊音界扩大,听诊三尖瓣区闻及收缩期吹风样杂音。

(三)辅助检查

评估 X 线胸片有无肺动脉高压、右心室增大;评估心电图、超声心动图及血气分析结果等。

五、护理措施

(一)休息与活动

心肺功能失代偿期应绝对卧床休息,有利于心脏功能恢复,卧床期间指导患者在床上进行缓慢肌肉松弛活动,缓解期鼓励患者进行适当的腹式呼吸、缩唇呼吸等呼吸功能锻炼。

(二)饮食护理

给予高纤维素、易消化、不产气、清淡的饮食,若患者有明显水肿、腹水或少尿,应限制钠水摄入,钠盐<3 g/d,水<1 500 mL/d,增加蛋白质的摄入,碳水化合物控制在总热量的 60% 以下,尽量少食多餐。

(三)病情观察

观察呼吸的频率、节律;观察患者有无发绀、烦躁、失眠甚至定向障碍;监测血气分析,尤其是 PaO_2 和 $PaCO_2$;监测血压、心率、尿量,记录 24 小时出入量、电解质检查结果,有心力衰竭者应了解体重、皮肤水肿和盐的摄入情况。

(四)吸氧护理

根据缺氧和二氧化碳潴留的程度不同,合理用氧,一般给予持续低流量、低浓度给氧,氧流量 1~2 L/min,浓度一般在 25%~29%,监测氧疗效果。

(五)保持呼吸道通畅

鼓励神志清楚的患者深呼吸和有效咳嗽,体弱、长期患病者应定时更换体位、拍背排痰,神志不清者予以吸痰。

(六)用药护理

(1)对二氧化碳潴留严重、呼吸道分泌物多的患者慎用镇静药、麻醉药。

(2)肺心病患者对洋地黄类药物耐受性低,易出现中毒反应,用药前应注意缺氧,防治低钾血症。

(3)利尿药应用后可出现低钾、低氯性碱中毒,痰液黏稠不易排出和血液浓缩,应注意预防。

(4)对肺性脑病患者可遵医嘱使用呼吸兴奋药,应注意保持气道通畅。

六、健康指导

(一)疾病预防指导

由于慢性肺心病是各种原发性肺部疾病晚期的并发症,应对高危人群进行宣传教育,劝导戒烟,积极防治原发病。

(二)疾病知识指导

指导患者和家属了解疾病发生、发展过程及防治原发病的重要性,减少反复发作的次数。

(三)增强抵抗力

加强饮食营养,以保证机体康复需要。

(四)定期门诊随访

告知患者及家属病情变化的征象,如体温升高、呼吸困难加重、咳嗽、剧烈咳痰不畅、嗜睡、口唇发绀等,需及时就医诊治。

第六节 呼 吸 衰 竭

呼吸衰竭指各种原因引起的肺通气和(或)换气功能严重障碍,使机体不能进行有效的气体交换,以致在静息状态下亦不能维持足够的气体交换,导致低氧血症伴(或不伴)高碳酸血症,进而引起一系列病理生理改变和相应临床表现的综合征。

一、病因

完整的呼吸过程由相互衔接并同时进行的外呼吸、气体运输和内呼吸3个环节来完成。导致呼吸衰竭的原因可以发生在正常呼吸运动中的任何一个环节。

(1)中枢神经系统疾病、呼吸肌疾病、呼吸道病变和胸廓疾患使呼吸动力损害,引起气道阻力增加和限制肺扩张,导致单纯通气不足和通气与血流比例失调,发生缺氧伴高碳酸血症。

(2)肺组织病变如肺炎、肺不张、肺水肿、急性肺损伤、肺血管疾患和肺广泛纤维化,主要引起通气与血流比例失调、肺内静脉血分流和弥散功能损害的换气功能障碍。发生缺氧和动脉氧分压降低,严重者因呼吸肌疲劳伴高碳酸血症。

二、临床表现

呼吸衰竭除有原发疾病的表现外,主要是缺氧和二氧化碳潴留所引起的多脏器功能紊乱的临床综合征。

(一)呼吸困难

患者感到胸闷、憋气、呼吸费力。表现为呼吸频率、节律及呼气深度改变和三凹征。

(二)发绀

缺氧是典型表现。当 SaO_2 低于 90% 时,出现口唇、指甲和舌发绀。

(三)精神-神经症状

急性呼吸衰竭可迅速出现精神紊乱、烦躁、昏迷、抽搐等症状。慢性呼吸衰竭随着 $PaCO_2$ 升高,出现先兴奋后抑制症状。

(四)循环系统症状

多数患者出现心动过速,严重缺氧和酸中毒时,可引起周围循环衰竭、血压下降、心律失常甚至心搏骤停。

(五)消化系统和泌尿系统症状

严重呼吸衰竭时可损害肝、肾功能,并发肺源性心脏病时出现尿量减少。部分患者可引起应激性溃疡继而发生上消化道出血。

三、治疗

处理原则是保持呼吸道通畅,迅速纠正缺氧、二氧化碳潴留,改善通气,积极治疗原发病,消除诱因,加强一般支持治疗和对其他重要脏器功能的监测与支持,预防和治疗并发症。

(一)保持呼吸道通畅

气道不畅使呼吸阻力增加,呼吸功能消耗增多呼吸肌疲劳,气道阻塞致分泌物排出困难将加重感染,同时也可能发生肺不张,使气体交换面积减少,加重呼吸衰竭。

(二)氧疗和改善换气功能

任何类型的呼吸衰竭都存在低氧血症,故氧疗是呼吸衰竭患者的重要治疗措施,但不同类型的呼吸衰竭其氧疗的指征和给氧方法不同。

(三)增加通气量,改善二氧化碳潴留

(1)呼吸兴奋剂:呼吸兴奋剂通过刺激呼吸中枢或外周化学感受器,增加呼吸频率和潮气量,改善通气。

(2)机械通气：当机体出现严重的通气和(或)换气功能障碍时，以人工辅助通气装置(呼吸机)来改善通气和(或)换气功能，即为机械通气。

(四)抗感染

感染是慢性呼吸衰竭急性加重的常见诱因，一些非感染性因素诱发的呼吸衰竭加重也常继发感染，需要进行积极抗感染治疗。

(五)纠正酸碱平衡失调

急性呼吸衰竭患者常容易合并代谢性酸中毒，应及时纠正。

(六)病因治疗

在解决呼吸衰竭本身造成危害的前提下，针对不同病因采取适当的治疗措施是治疗呼吸衰竭的根本所在。

(七)重要脏器功能的监测与支持

重症患者需转入 ICU 进行积极抢救治疗，预防和治疗肺动脉高压、肺源性心脏病、肺性脑病、肾功能不全和消化道功能障碍，尤其要注意预防多器官功能障碍综合征的发生。

四、护理评估

(一)健康史

1.目前状况

评估患者呼吸困难程度、类型及对日常生活的影响。

2.评估患者相关疾病

评估患者有无 COPD、重症肺炎等原发的肺部或神经肌肉病变及治疗情况。

(二)身体评估

1.一般状态

评估患者日常活动的状态与活动耐力。

2.专科评估

视诊胸廓形态是否正常，胸壁是否可见三凹征等。

3.心理-社会评估

患者常因活动耐力下降而出现焦虑或抑郁情绪。

(三)辅助检查

评估患者动脉血气分析结果，是否表现为动脉血氧分压降低或伴有动脉二

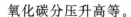

氧化碳分压升高等。

五、护理措施

(1)提供安静、整洁、舒适的环境,限制探视,减少交叉感染。

(2)急性呼吸衰竭应绝对卧床休息,保持舒适体位,慢性呼吸衰竭代偿期,可适当下床活动。

(3)进食富有营养、高蛋白质、易消化食物,不能进食者,给予鼻饲,保证足够热量及水的摄入。

(4)病情观察。除定时测体温、脉搏、呼吸、血压,准确记录出入量,观察瞳孔变化、指(趾)甲是否发绀外,还特别注意以下几项指标:神志、呼吸、痰液。

(5)氧气疗法:依病情及病理、生理特点,采取不同的给氧方式,争取短时间内使氧分压高于 6.7 kPa(50 mmHg),氧饱和度达到 80% 以上。

(6)保持呼吸道通畅:指导患者咳嗽、咳痰,痰液不易咳出者,可遵医嘱给予雾化吸入,不能自行排痰者,为患者翻身叩背及时吸痰。

(7)遵医嘱给予患者用药,并注意观察药物的不良反应;应用脱水剂、利尿剂,应注意观察疗效。

(8)应做好皮肤护理、生活护理;做好护理记录;备好抢救物品药品,如气管插管、气管切开包、吸痰器及强心剂、呼吸兴奋剂等。

六、健康教育

(一)疾病知识指导

向患者及家属讲解疾病的发生、发展和转归。

(二)生活指导

根据患者的具体情况指导患者制订合理的活动与休息计划。

(三)出院指导

1.康复指导

教会患者有效呼吸和咳嗽咳痰的技术,如缩唇呼吸、腹式呼吸、体位引流、胸部叩击等方法。

2.用药指导与病情监测

告知患者药物的剂量、用法和注意事项,若有咳嗽加剧、痰液增多、气急、发绀加重或神志改变等变化及早就医。

第 三 章

心内科疾病的护理

第一节　原发性高血压

原发性高血压是指以血压升高为主要临床表现的综合征。目前我国将高血压定义为收缩压≥18.7 kPa(140 mmHg)和(或)舒张压≥12.0 kPa(90 mmHg)。

一、病因

(1)遗传因素:又称为先天因素。

(2)环境因素:饮食、精神应激、超重和肥胖是重要危险因素。

二、临床表现

(一)症状

大多数原发性高血压见于中老年,起病隐匿,进展缓慢,病程长达十多年至数十年,头痛、头晕、疲劳、心悸、耳鸣,也有不少患者直到出现高血压的严重并发症和靶器官功能性或器质性损害才就医。

(二)体征

周围血管搏动、血管杂音、心脏杂音。

(三)并发症

1.心脏疾病

高血压性心脏病、急性左心衰竭、冠心病。

2.肾脏疾病

可出现慢性肾衰竭症状。

3.脑部疾病

脑出血和脑梗死。

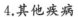

4.其他疾病

眼底改变、鼻出血、主动脉夹层。

三、治疗

治疗原发性高血压的主要目标是最大程度地降低心血管并发症的发生与死亡的总体危险,应干预所有可逆性心血管危险因素。

(一)非药物治疗

生活方式干预:①控制体重;②减少食物中钠盐摄入,增加钾盐摄入;③减少食物中饱和脂肪酸的含量和脂肪总量;④戒烟限酒;⑤适当运动;⑥减少精神压力,保持心理平衡。

(二)药物治疗

1.降压药物的适用范围

高危、很高危或3级高血压患者,应立即开始降压药物治疗。确诊的2级高血压患者,应考虑开始药物治疗。1级高血压患者,若在生活方式干预数周后血压仍≥18.7/12.0 kPa(140/90 mmHg),应开始降压药物治疗。

2.降压药物的分类

降压药物分为利尿剂、β受体阻滞剂、钙通道阻滞剂(CCB)、血管紧张素转换酶抑制剂(ACEI)、血管紧张素Ⅱ受体拮抗剂(ARB)和α受体阻滞剂。

3.降压药物的应用原则

小剂量开始、优先选择长效制剂、联合应用、个体化。

四、护理评估

(一)健康史

1.患病及诊治经过

询问患者首次发病时间、血压最高水平及伴随症状,有无诱因,缓解方式如何。

2.目前状况

此次就医主要原因、血压水平及相关症状,评估危险因素、靶器官损害及伴随临床疾患。评估患者目前睡眠、饮食、体重、排泄情况、活动耐力及对疾病知识掌握情况。

3.相关病史

是否有高血压、糖尿病及心血管病的家族史,有无导致继发性高血压的疾病。

(二)身体评估

一般状态,心脏、视网膜情况,其他如有无动脉粥样硬化、少尿、肾脏有无缩小、脑实质及脑血管变化。

(三)辅助检查

通过胸片、心电图、超声心动图等判断有无左心室肥厚;血生化、血常规、尿常规是否正常。

(四)心理-社会评估

发病以来的情绪、压力及经济状况等。

五、护理措施

(一)减少引起或加重头痛的因素

安静环境,减少探视。护理操作相对集中,防止过多干扰患者。取适当卧位。避免劳累、情绪激动、精神紧张等。

(二)用药护理

监测血压变化以判断疗效。

(三)直立性低血压的护理

(1)避免受伤。

(2)直立性低血压的预防与处理:首先告诉患者低血压的表现。指导预防方法:避免长时间站立;改变体位动作要慢;服药后休息一会儿再活动;避免过热水洗澡;不宜大量饮酒。发生低血压时下肢抬高位平卧,促进血液回流。

(四)高血压急症的病情观察

密切监测血压变化,一旦发现血压急剧上升、剧烈头痛、呕吐、大汗、视力模糊、面色及神志改变、肢体运动障碍等症状,立即通知医师。

六、健康指导

(一)疾病知识指导

让患者了解自己的病情,知道控制血压的重要性和终身治疗的必要性,学会测血压的方法。

(二)限制钠盐摄入

钠盐低于 6 g/d。

(三)控制体重

控制能量摄入和增加体力活动。

(四)合理膳食,营养均衡

减少脂肪摄入,少吃或不吃肥肉和动物内脏,补充适量蛋白质。

(五)适当运动

建议每天应进行适当的 30 分钟左右的体力活动;每周则应有 1 次以上的有氧体育锻炼,如步行、慢跑、骑车、游泳、做健美操、跳舞和非比赛性划船等。

(六)指导患者正确服药

强调长期服药的必要性,告知有关降压药物的名称、剂量、用法及不良反应等,嘱患者必须按时按量服药,不能擅自突然停药。

(七)高血压急症院外急救知识指导

为避免加重病情,应采取以下措施:稳定患者情绪;舌下含服快速降压药;当血压下降、病情平稳后再积极入院诊治。

(八)定期随访

1～3 个月随访一次。

第二节 冠状动脉粥样硬化性心脏病

冠状动脉粥样硬化性心脏病是指冠状动脉粥样硬化使血管腔狭窄或阻塞,导致心肌缺血缺氧或坏死而引起的心脏病,它和冠状动脉功能性改变即冠状动脉痉挛一起统称冠状动脉性心脏病,简称冠心病,亦称缺血性心脏病。

冠心病的危险因素如下。①主要的危险因素:年龄、性别、血脂异常、高血压、吸烟、糖尿病和糖耐量异常。②次要的危险因素:肥胖、缺少体力活动、进食过多的动物脂肪、胆固醇,以及遗传因素和 A 型性格。③近年来发现的危险因素:血中同型半胱氨酸增高,血中纤维蛋白原及一些凝血因子增高,病毒、衣原体感染,微量元素铬、锰、锌、硒摄取减少,铅、镉、钴摄取增加。

一、稳定型心绞痛

稳定型心绞痛又称劳力性心绞痛,是在冠状动脉固定性严重狭窄的基础上,由于心肌负荷增加而引起心肌急剧的、暂时性缺血与缺氧的临床综合征。

(一)病因与发病机制

冠状动脉存在固定狭窄或部分闭塞的基础上,发生需氧量的增加。

(二)临床表现

1.症状

发作性胸痛特点如下。

(1)部位:胸骨体上段或中段之后可波及心前区,手掌大小,界限不清楚。常放射至左肩、左臂内侧、牙床、颈、咽、下颌等。

(2)性质:压迫、发闷或紧缩性。

(3)诱因:劳动、情绪激动、饱食或寒冷时。

(4)持续时间:逐步加重,3～5分钟内逐渐消失。

(5)缓解方式:停止原诱因或舌下含服硝酸甘油后迅速缓解。

2.体征

心率加快、血压上升、情绪焦虑等。

(三)治疗

治疗原则:改善冠状动脉的血供和减轻心肌的耗氧,同时治疗动脉粥样硬化。

1.发作时的治疗

(1)休息:发作时立即停止动作,保持休息状态。

(2)药物治疗:舌下含服硝酸甘油或硝酸异山梨酯。

2.缓解期的治疗

避免已知的诱因;改善预后;非药物治疗,如运动锻炼疗法、禁烟酒等;减轻负担。

(1)药物治疗:服用相关药物,对症治疗。

(2)运动锻炼疗法:有助于侧支循环建立。

(3)血管重建治疗:经皮冠状动脉介入手术(percutaneous coronary intervention,PCI)及冠脉旁路移植术(coronary artery bypass grafting,CABG),俗称搭桥术。

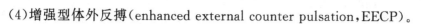

(4)增强型体外反搏(enhanced external counter pulsation,EECP)。

(四)护理评估

1.健康史

(1)患病及诊治经过:询问患者首次发生心绞痛的时间,主要症状(如胸痛、心前区憋闷等)的特点(如出现的部位、性质、严重程度、持续时间、发作频率、缓解因素及诱因),有无伴随症状;是否呈进行性加重,有无并发症。既往检查结果、治疗经过及效果。是否遵从医嘱治疗,包括药物治疗(如药物种类、剂量和用法)和非药物治疗(如运动情况、是否进行过手术)。

(2)目前状况:评估此次就医的主要原因,患者是否有胸痛、胸闷、心悸、咽部不适等心绞痛表现。评估患者有无其他方面的伴随症状;本次发病是否有诱因;本次发病与以前发病的情况相比较有哪些变化;评估患者目前的日常休息及活动量、活动耐受能力和自理能力;评估患者饮食、睡眠、体重、排泄情况;评估患者对心绞痛相关知识的理解和掌握情况。

(3)相关病史:患者有无心血管病相关的疾病,如糖尿病、甲状腺功能亢进症、贫血等,是否已进行积极的治疗,疗效如何。患者直系亲属中有无与遗传相关的心血管病,如原发性高血压、冠心病等。

2.身体评估

一般状态和专科评估。

3.辅助检查

查看患者心电图、动态心电图、运动负荷试验、超声心动图、放射性核素检查或冠状动脉造影结果等。

4.心理-社会状况

患者心绞痛容易反复发作,且体力活动受限,易引起患者烦躁不安、紧张、甚至恐惧的情绪,应综合评估患者这些方面的问题;必要时还应评估患者的职业特点、家庭状况、个人应对方式、经济状况、生活习惯等。

(五)护理措施

1.减少或避免诱因

与患者探讨诱因,合理休息,避免过劳、过饱,情绪稳定。

2.疼痛的观察与护理

结合患者疼痛部位、性质、严重程度、持续时间的评估结果,观察患者疼痛发作时有无面色苍白、大汗、恶心、呕吐等。给予心电监测,描记疼痛发作时心电图,严密监测心率、心律、血压变化。疼痛发作时嘱患者立即休息,遵医嘱给予硝酸甘油药物舌下含服,有呼吸困难者立即吸氧,必要时应用吗啡等药物。

3.休息与活动

(1)心绞痛发作时应立即停止正在进行的活动。缓解期患者一般不需卧床休息,因为适当运动有利于侧支循环的建立,故应在病情稳定后,制订个体化活动计划。

(2)鼓励患者适当参加体力劳动和体育锻炼,最大活动量以不发生心绞痛症状为度。避免竞技性活动和屏气用力动作,避免精神过度紧张的工作和长时间工作于嘈杂的环境中。

(3)预防用药:对于规律发作的劳力性心绞痛,可于外出、就餐、排便前含服硝酸甘油。

4.心理护理

告知患者目前的疾病状态、治疗方案及可能的治疗效果,让患者知晓自己的疾病和病情,减轻恐惧心理。反复心绞痛发作的患者,告知其只要进行合理的控制和预防,就可以有效控制心绞痛。解除患者紧张不安的情绪,减少心肌耗氧量。

5.用药护理

含服硝酸甘油 3~5 分钟不缓解可重复使用。

(六)健康指导

1.改变生活方式

认识主要危险因素,如吸烟,酗酒,高胆固醇、高盐饮食,熬夜,缺少锻炼,性格急躁等。倡导健康生活方式:合理膳食,饮食均衡切忌暴饮暴食,经常锻炼,控制体重,心态平和。避免诱因,如过劳、情绪激动、饱餐、寒冷刺激等。

2.用药护理指导

介绍用药目的,药物名称、剂量、用法、常见不良反应、用药禁忌等。不擅自增减药量,自我监测药物不良反应。外出时随身携带硝酸甘油备用,棕色瓶内干燥保存,以免潮解失效,药瓶开封后 6 个月更换 1 次,确保疗效。

3.病情监测指导

心绞痛发作时立即停止活动或舌下含服硝酸甘油。

4.外科手术患者保健

(1)保持正确姿势:胸骨愈合需 3 个月时间,避免举重物抱小孩。直立或坐位时,上身挺直双肩后展。每天做上肢水平上抬练习,避免肩部僵硬。

(2)促进腿部血液循环:去大隐静脉移植者,穿弹力护袜;床上休息时,脱去护袜抬高下肢,利于回流。

二、不稳定型心绞痛

因为动脉粥样斑块破裂或糜烂,伴有不同程度的表面血栓形成、血管痉挛及远端血管闭塞所致的一组临床症状。

(一)病因和发病机制

冠状动脉不稳定粥样斑块继发病理改变:血小板聚集,并发血栓形成、冠脉痉挛收缩、微血管栓塞导致急性或亚急性心肌供氧减少和缺血加重。可由劳力负荷诱发,但劳力负荷终止后胸痛不能缓解。

(二)临床表现

1.症状

(1)一个月内疼痛的频率增加、程度加重、时限延长、诱因发生改变,硝酸酯类药物缓解减弱。

(2)一个月内新发生的较轻负荷所诱发的心绞痛。

(3)休息状态下发作或较轻微活动即可诱发心绞痛,发作时 ST 段抬高的变异型心绞痛。此外,还有由于贫血、感染、甲状腺功能亢进症、心律失常等原因诱发的继发性心绞痛。

2.体征

可暂时性出现第三、第四心音,缺血发作时或发作后有时可闻及心尖区收缩期杂音(二尖瓣反流所致)。

(三)治疗

治疗目的:缓解缺血和预防严重不良后果。

(1)一般处理:床边 24 小时心电监护,维持血氧90％以上。如有必要应重复检测心肌坏死标志物。

(2)缓解疼痛:硝酸酯类、β受体阻滞剂、钙离子通道阻滞剂。停用这些药物时宜逐渐减量然后停服,以免诱发冠状动脉痉挛。

(3)抗心肌缺血。

(4)抗血小板治疗。

(5)抗凝治疗:常用药物包括普通肝素、低分子肝素和比伐卢定。

(6)调脂治疗:少数患者会出现肝酶和肌酶升高等不良反应。

(7)ACEI 或 ARB:长期应用能降低心血管事件发生率。

(8)冠状动脉血运重建术:急诊冠脉介入治疗和搭桥术。

三、急性心肌梗死

急性心肌梗死为在冠状动脉病变的基础上,发生冠状动脉供血急剧减少或中断,使相应心肌严重而持久地缺血导致部分心肌细胞急性坏死。

(一)临床表现

1.症状

(1)诱因和前驱症状:多数患者发病前数日有乏力、胸部不适、心绞痛等前驱症状;心绞痛发作较前频、重、久、疗效差;疼痛时伴恶心、呕吐、大汗、心动过速,或伴心力衰竭、严重心律失常、血压大幅波动等;疼痛发作时 ECG 示 ST 段一过性明显抬高或压低、T 波倒置或提高。

(2)疼痛:最先出现,程度较重,持续时间≥30 分钟,烦躁不安、出汗、恐惧、濒死感。部分患者疼痛位于上腹部,常误诊为急腹症。少数无胸痛,开始即表现为急性心力衰竭或休克。

(3)胃肠道症状:尤其以下壁心肌梗死比较多见,伴恶心、呕吐和上腹胀痛,肠胀气等。

(4)心律失常。

(5)全身症状:发热、心动过速,白细胞计数升高,血沉加快。

(6)低血压和休克。

(7)心力衰竭:右室梗死出现右心衰竭表现伴血压下降。

2.体征

(1)心脏体征:心脏浊音界可轻度增大;心率增快或减慢;可出现奔马律;可有各种心律失常。

(2)血压:除早期血压增高,几乎所有患者都有血压下降。

(3)其他:心律失常、休克或心力衰竭相关体征。

(二)治疗

1.治疗原则

尽快恢复心肌的血液灌注,挽救濒死的心肌细胞,防止梗死扩大或缩小心肌缺血范围,保护和维持心脏功能,及时处理严重心律失常、泵衰竭和各种并发症,防止猝死,使者不但能度过急性期,且康复后还能保持尽可能多的有功能的心肌。

2.治疗方案

(1)监护和一般治疗。所有急性心肌梗死患者无腹泻者均应使用缓泻剂,防止便秘时用力排便导致心脏破裂引起心律失常与心力衰竭。

(2)解除疼痛:可选用吗啡或哌替啶止痛。

(3)再灌注心肌:包括溶栓、急诊介入治疗、冠状动脉搭桥术。

(4)消除心律失常。

(5)控制休克。

(6)治疗心力衰竭:主要是治疗急性左心衰竭。

(7)右心室心肌梗死的处理:在血流动力学监测下静脉输液,直至低血压得到纠正。

(三)护理评估

1.健康史

(1)患病及诊治经过:评估患者首次心肌梗死发病时间,疼痛的部位、性质、程度、持续时间、诱因与缓解方式;有无恶心、呕吐、全身乏力、发热、血压异常、大汗、面色苍白等伴随症状;有无呼吸困难、晕厥、休克、心力衰竭等严重情况发生。

(2)目前状况:评估患者此次发病有无明显诱因,发作特点,是否伴有水肿、乏力、活动耐力下降等。目前睡眠、进食与排泄情况。

(3)相关病史:既往有无高脂血症、高血压及心绞痛发作史。有无糖尿病、甲状腺功能亢进症、贫血等,是否积极治疗,疗效如何。直系亲属中有无与遗传相关的冠心病、原发性高血压等。

2.身体评估

观察患者意识与精神状态,注意有无表情痛苦、面色苍白等休克表现。观察生命体征有无异常。注意患者心率、心律、心音变化。

3.辅助检查

心电图(溶栓前后、1小时、2小时)、血液检查。

4.心理-社会评估

急性心肌梗死时胸痛程度异常剧烈,患者可有濒死感,产生恐惧心理。此外会导致活动耐力和自理能力下降。应评估患者对疾病认知程度、经济状况和家人支持程度。

(四)护理措施

(1)休息与活动:无并发症,24小时床上肢体活动;无低血压,第三天在病房行走；梗死后 4～5 天逐步增加活动直至每天 3 次步行 100～150 米。病情不稳定及高危人群适当延长卧床时间。

(2)给氧护理：增加心肌供氧，减轻心肌缺血和疼痛。

(3)病情观察：密切观察心率、心律、血压和心功能的变化，及时发现和报告心律失常、血流动力学异常和低氧血症，除颤仪随时备用。

(4)心理护理：疼痛发作时专人陪伴，鼓励患者给予心理支持；向患者讲明住进冠心病监护病房后病情的任何变化都在医护人员的严密监护下并能得到及时治疗，以缓解其恐惧心理；医护人员工作应紧张有序，避免忙乱而给患者不信任感和不安全感；抢救时应注意保护其他患者并将监护仪的报警声尽量调低，以免增加患者心理负担。

(5)用药护理：迅速建立 2 条静脉通路并监测穿刺处有无渗药、红肿、出血、疼痛等，保证给药途径畅通，遵医嘱用药，观察药物不良反应。

(6)溶栓治疗的护理。①询问病史，排除溶栓禁忌证。②溶栓前协助检查血常规、血小板、出凝血时间和血型。③遵医嘱迅速用药并注意观察溶栓药物的不良反应：如变态反应(寒战、发热、皮疹)；低血压；出血(皮肤黏膜充血、血尿、便血)等。④正确观察溶栓疗效并对患者进行心理护理。

(7)饮食宜清淡、低脂低胆固醇、少食多餐。

(8)排便前预防性含服硝酸甘油。

(9)并发症的监测与处理。

(10)运动锻炼，制订个体化运动处方。①运动原则：有序、有度、有恒。②运动项目：有氧步行、慢跑、简化太极拳。③运动强度：最大心率的 40%～80%。循序渐进。④持续时间：6～10 分钟，延至 30～60 分钟。⑤运动频率：5～7 天/周，1～2 次/天。

(五)健康指导

(1)指导患者正确服药，随身常备保健药盒，预防复发。

(2)出院后建议活动：做一些简单的家务劳动如擦桌子、洗碗等。1 个月后根据自身情况选择合适的运动方式；如做家务、步行、慢跑、体操、太极拳、游泳、骑自行车等，避免剧烈活动、竞技性活动、举重等。活动尽量安排在下午，时间以 20～30 分钟为宜。心率以增加 10～20 次/分为宜。

(3)给予低热量：低饱和脂肪(占总热量的 7%)、低胆固醇(<200 mg/d)、低盐、高纤维素饮食，防止便秘，戒烟酒，肥胖者应控制体重。

(4)坚持按医嘱服药，自我监测药物作用及不良反应。

（5）指导患者当病情突然变化时采取简易的应急措施。

（6）告诉患者洗澡要让家属知道,不宜在饱餐和饥饿时进行,水温勿过冷或过热,时间不宜过长,门不要上锁。

（7）无并发症,6～8周可恢复性生活,但不要过频。

（8）经2～4个月体力锻炼后,酌情恢复部分或轻工作。

（9）照顾者指导:教会家属心肺复苏术。

（10）避免诱因,定期复查。

第三节　心力衰竭

心力衰竭是各种心脏结构性或功能性疾病导致心室充盈或射血能力受损而引起的一组综合征。

一、病因及诱因

（一）基本病因

（1）原发性心肌损害。

（2）心脏负荷过重。

（二）诱因

诱因包括:①感染;②心律失常;③血容量增加;④劳累过度或情绪激动、精神过于紧张;⑤治疗不当;⑥妊娠和分娩;⑦并发其他疾病;⑧麻醉与手术。

二、临床表现

（一）心力衰竭三大主征

（1）心排血量不足:皮肤苍白、发绀,疲乏无力、失眠嗜睡,血压偏低、脉压小,心源性休克,尿少。

（2）体循环淤血:颈静脉怒张、水肿、肝功能异常。

（3）肺循环淤血:呼吸困难、肺水肿。

（二）左心衰竭体征

（1）心率增快、左室肥厚或增大。

(2)心尖出现抬举样搏动。

(3)可听见较响的第三心音。

(4)左心衰竭晚期时可出现 Cheyne-Stoke 呼吸。

(三)右心衰竭体征

(1)心脏体征:除基础心脏病的相应体征外,可有三尖瓣关闭不全的反流性杂音和右室奔马律。

(2)水肿:身体最低垂部位、对称性、可压陷性。

(3)肝脏体征:淤血、肿大伴压痛。

(4)颈静脉征:颈静脉充盈、怒张,是右心衰的主要体征。肝颈静脉反流征阳性更具有特征性。

(5)胸腔积液和腹水。

三、治疗

(一)治疗原则

心血管疾病防治指南与共识中指出:心力衰竭的治疗目标不仅仅是改善症状,提高生活质量,更重要的是针对心肌重构的机制防止和延缓心肌重构的发展,从而降低心力衰竭的死亡率和住院率。

(二)治疗要点

(1)病因治疗。基本病因治疗:如控制高血压,改善冠心病心肌缺血,心瓣膜病的换瓣手术。消除诱因:如抗生素控制感染。

(2)药物治疗。①利尿剂:有效减轻容量负荷,是临床常用药物。②肾素-血管紧张素-醛固酮系统抑制剂。③血管扩张剂。④β受体阻滞剂:所有病情稳定的心力衰竭患者均应服用。⑤正性肌力药物:洋地黄类,如地高辛、毛花苷 C;非洋地黄类,肾上腺素、多巴酚丁胺。

(3)心脏再同步化治疗(cardiac resynchroniza tiontherapy,CRT)。

(4)心力衰竭的机械辅助治疗。

(5)外科治疗。

(6)其他:左心室心肌注射可植入性水凝胶治疗心力衰竭。

四、护理评估

(一)健康史

1.患病及诊治经过

评估患者是否曾有呼吸困难、疲倦、乏力、咳嗽、咳痰、咯血、少尿等左心衰竭的表现及出现时间;是否有腹胀、恶心、呕吐、凹陷性水肿等右心衰竭表现。评估患者出现症状后的相关检查、治疗手段、效果、恢复情况等。了解患者原发病。

2.目前状况

评估此次就医原因;本病是否有诱因及伴随症状;评估患者睡眠情况、饮食和体重变化。

3.相关病史

询问患者是否有高血压、冠心病、心脏瓣膜病和心包炎等基础疾病,患病时间和治疗效果。评估是否有家族史。

(二)身体评估

(1)一般状态。

(2)心肺:评估患者心脏有无扩大,以及心尖冲动的位置和范围。

(3)其他:评估患者有无水肿,其部位及程度如何;有无颈静脉怒张、肝颈静脉反流征阳性;有无肝脏增大,有无胸腔积液、腹水等。

(三)辅助检查

查看胸部 X 线、超声心动图检查等,判断有无心力衰竭及其程度。

(四)心理-社会评估

综合评价患者的心理问题、家庭情况、生活习惯等。

五、护理措施

(一)一般护理

1.休息与运动

长期卧床患者应进行被动或主动运动以防静脉血栓或肺栓塞。病情恢复期鼓励患者进行主动运动。按心功能分级安排活动量。

心功能Ⅰ级:不限制一般体力活动,适当进行体育锻炼,避免剧烈活动。

心功能Ⅱ级:适当限制体力活动,增加午睡时间,不影响轻体力劳动或家务。

心功能Ⅲ级:严格限制一般体力活动,以卧床休息为主,鼓励日常生活自理或协助自理。

心功能IV级:绝对卧床休息,日常生活由他人照顾。

活动过程中监测有以下两点。①有呼吸困难、心悸、胸痛、疲劳、出汗应停止活动。②运动治疗中需进行监测的指征:LVEF<30%;安静或运动时出现室性心律失常;运动时出现收缩压降低、心脏性猝死、心肌梗死、心源性休克等。

2.适度休息

根据心功能情况,协助患者采取适宜体位。

3.吸氧护理

一般采取低流量吸氧。

4.饮食护理

限制钠盐摄入,轻度心力衰竭时为 2.0～3.0 g/d,中、重度心力衰竭时<2.0 g/d。

5.心理护理

必要时遵医嘱给予镇静剂。

(二)用药护理

1.使用利尿剂的护理。

护理措施包括:①观察药物不良反应。②利尿剂宜选择早晨或日间,避免夜间应用影响睡眠。③静脉用呋塞米时先稀释后缓慢注入。④严格记录出入量、体重和水肿变化。有腹水要同时测腹围。每天尿量少于 500 mL 说明利尿无效,大于 2 000 mL 效果好。

2.使用肾素-血管紧张素-醛固酮系统抑制剂时的护理

监测血压,避免体位突然改变,监测血钾水平和肾功能,若出现不能耐受的咳嗽或血管神经性水肿应停药。

3.使用血管扩张剂的护理

严密监测血压;观察药物不良反应。

4.使用β受体阻滞剂的护理

导致液体潴留、心动过缓和低血压,心率低于 50 次/分时需告知医师。

5.使用洋地黄药物的护理

护理措施包括:①预防洋地黄中毒。②治疗量与中毒量差别小、个体差异大,严密观察用药后反应;与奎尼丁、胺碘酮、阿司匹林药物合用,可增加中毒机会;严格遵医嘱用药,监测心率、心律及心电图变化。③观察洋地黄中毒表现:心脏毒性表现为各类心律失常(二联或三联律、房颤、房室传导阻滞等);胃肠道反应(食欲下降、恶心、呕吐);神经系统症状(头痛、倦怠、视力模糊、黄视、绿视等)。④洋地黄中毒的处理:立即停用洋地黄;低血钾者可口服或静脉补钾,停用排钾利尿剂;纠正心律失常。⑤护理注意事项:严密观察患者病情;成人脉搏低于60次/分,儿童低于100次/分应暂停给药;用药后观察心力衰竭症状和体征改善情况,注意是否出现中毒表现;教会患者自我记录脉搏、尿量及体重;告知患者严格遵医嘱服药,避免漏服或加服。

六、健康指导

(1)掌握自测脉搏的方法。

(2)学会准确记录 24 小时液体出入量;监测体重。

(3)保持大便通畅,避免用力排便。

(4)避免长时间站立或由蹲位突然站立、大幅度改变体位等;洗澡时间<30 分钟,忌洗桑拿浴、蒸汽浴。

(5)注意防寒保暖,预防呼吸道感染,避免心力衰竭诱因。

(6)活动时易疲劳乏力或夜间憋醒、阵发性胸前发闷,常为心力衰竭早期症状,宜尽早就医。

(7)突然出现严重呼吸困难、大汗淋漓、咳大量粉红色泡沫痰,为急性左心衰竭的表现,应立即端坐位,双腿下垂,同时拨打"120",立即到医院就诊。

(8)随身携带硝酸甘油、速效救心丸等急救药,如有胸闷、气短,应立即舌下含服,拨打"120"就诊。

(9)随身携带家庭住址、电话、家属联系方式,如有意外,方便与家属取得联系。

(10)遵医嘱按时门诊复诊。

第四节　心　律　失　常

心律失常是指心脏冲动的频率、节律、起源部位、传导速度或激动次序的异常。

一、发病机制

心律失常包括激动起源异常和(或)激动传导异常。

二、护理评估

(一)健康史

1.患病及诊治经过

发作时间、次数、心电图表现,所服用药物,效果如何。

2.目前情况

此次就医主要原因、症状,脉搏、血压、意识及尿量。心律失常患者常见症状:心悸、心跳漏搏感;头晕、乏力、晕厥;胸闷、胸痛;脉搏短绌;血栓栓塞的症状;心脏骤停。

3.相关病史

是否有心脏疾病、其他系统疾病;是否服用过洋地黄或抗心律失常药物。

(二)身体评估

1.一般状态

意识、生命体征。

2.心脏

心脏有无扩大,心尖冲动的位置及范围、心音。

(三)辅助检查

心电图、心脏电生理、超声心动图、实验室检查等。

(四)心理-社会评估

患者是否存在焦虑、恐惧等负性情绪及严重程度,适应能力及家庭社会支持情况。

三、护理措施

(一)一般护理

1.休息与活动

保持心情舒畅,避免过度劳累;尽量避免左侧卧位;避免单独外出,防止发生意外。

2.病情观察

(1)评估发作时患者的主观感受和伴随症状、程度及持续时间。

(2)观察患者意识状态、心率、呼吸、血压、皮肤黏膜状况,若出现意识丧失、抽搐、大动脉搏动消失、呼吸停止等猝死症状,立即进行抢救。

(3)心电监护,持续心电监护。安放监护电极注意事项:清洁皮肤,酒精棉球去油脂,电极放置部位应避开胸骨右缘及心前区,以免影响做心电图和紧急电复律;1～2天更换一次,松动随时更换,观察有无皮肤发红、瘙痒等过敏症状。

(4)监测电解质变化,尤其是血钾。

3.给氧

伴呼吸困难、发绀等症状时,2～4 L氧气吸入。

4.配合抢救

高危患者,应留置静脉导管,备好抗心律失常及其他抢救药品、除颤器、临时起搏器等。一旦发生猝死,立即配合抢救。

(二)用药护理

(1)严格按时按量给予抗心律失常药物,静脉滴注时速度宜慢,尽量用输液泵调节速度。

(2)注意去除致心律失常的各种危险因素,如低血钾、低血镁,必要时监测血药浓度。

(3)严密观察疗效和不良反应。使用胺碘酮时,宜选择大血管,浓度不要过高,谨防药液外渗。观察意识和生命体征,注意用药前中后心律、心率的变化。

四、健康指导

(1)给予清淡、富含维生素饮食,少食多餐,避免过饱。合并心力衰竭时限制钠盐,多进食含钾食物。

(2)向患者讲解疾病的病因、诱因、症状、防治知识。告诫患者戒烟、戒酒;避免刺激性食物、饱餐等;避免感染。心动过缓时应避免排便时过度屏气。

(3)嘱患者劳逸结合、生活规律、充分休息与睡眠;保持乐观、稳定情绪。轻度无需卧床休息,康复训练时避免猝死的高危因素。

(4)遵医嘱用药,说明抗心律失常药物的重要性,不可自行减量、停药或改用其他药物。教会患者观察疗效和不良反应,发现异常及时就诊。

(5)教会患者自测脉搏。反复发生严重心律失常者,教会家属心肺复苏术以备急用。

(6)外科手术后对患者加强相关指导。

(7)指导患者出院后定期随访,经常复查心电图,及早发现病情变化。

第五节　心　肌　病

心肌病是指由多种原因（遗传病因较多见）引起的，以心肌结构及功能障碍为主的一组心肌疾病。

一、扩张型心肌病

以左心室或双心室扩大伴收缩功能障碍为特征的心肌病。常伴有心力衰竭、心律失常、血栓栓塞等症状。

（一）病因

30％～50％的患者有基因突变、家族遗传背景。26 个染色体位点与该病相关。持续病毒感染和免疫机制异常是重要原因。

（二）临床表现

本病起病缓慢，有以下临床表现。

（1）症状：气急、呼吸困难、端坐呼吸、心律失常、血栓栓塞。

（2）体征：心脏扩大，可闻及 S_3、S_4，常合并各种类型心律失常。

（3）其他：水肿、肝大、血压高低转换，终末期持续顽固的低血压。

（三）治疗

1.治疗原则

尚无特异方法，目前治疗原则针对临床表现即心力衰竭及各类心律失常。内科治疗无效，可考虑心脏移植。

2.治疗要点

（1）病因治疗：如控制感染、严格限酒或戒酒、改变不良的生活方式。新疗法：免疫学治疗、骨髓干细胞移植、基因治疗等。

（2）一般治疗：适当休息，给予高蛋白、富含维生素、易消化饮食。

（3）心力衰竭治疗：口服对症药物。

（4）抗凝治疗：华法林口服。监测凝血酶原时间及有无出血并发症。

（5）心脏起搏器治疗。

（6）心脏移植：治疗终末期心脏病的唯一方法。

（7）细胞移植。

(四)护理评估

1.健康史

(1)患病及诊治经过:询问患者是否有呼吸困难、胸闷、头晕或晕厥等症状;评估呼吸困难情况;询问发生心律失常类型和治疗措施;是否存在栓塞症状、是否做过相关检查等。

(2)目前状况:目前主要不适及诱因;评估患者是否有呼吸困难、胸闷、头晕或晕厥等症状;日常活动量、活动耐受能力和自理能力;评估患者睡眠、饮食、尿量和体重变化及对疾病相关知识掌握情况。

(3)相关病史:家族是否存在扩张型心肌病遗传史;是否患过病毒性心肌炎以及治疗经过等;有无与心血管病相关的疾病。

2.身体评估

(1)一般状态。

(2)心肺:心脏有无明显扩大;心尖冲动位置是否正常;双肺是否闻及水泡音或肠鸣音。

(3)其他:有无静脉压升高、颈静脉怒张、水肿程度及部位。

3.辅助检查

查看血液和血清学检查结果等。

4.心理-社会状况

因本病病程长,会反复出现心力衰竭,需提供个体化心理护理。

(五)护理措施

(1)一般护理。①休息与活动:休息,活动四肢,逐渐安排活动量。②体位:根据心功能情况,协助患者采取舒适体位。③病情观察:严密观察患者生命体征变化,监测有无心律失常,观察患者用药后反应。④多采取低流量吸氧,监测血氧饱和度。⑤饮食护理:易消化、低盐、高蛋白、高维生素饮食,少食多餐,适当限制水分。⑥皮肤护理:保持皮肤卫生,防止压疮;水肿的护理。

(2)心理护理:关心体贴患者,详细讲解相关知识。

(3)抗凝治疗的护理:注意有无鼻出血、牙龈出血,皮肤出血点、黑便、呕血等。

(六)健康指导

(1)疾病知识指导:避免劳累,防寒保暖,预防上呼吸道感染。

(2)饮食指导:高蛋白、高维生素、富含纤维素的低盐、低脂饮食,控制心力衰竭。

(3)用药与随访:坚持服药,提高存活年限,定期随诊。

(4)心脏起搏治疗的指导。

(5)心脏移植的指导。①用药:强调终身服药的目的和重要性。②自我护理:测量和记录 24 小时尿量;限制水的摄入;限制活动量,成人脉搏 60～80 次/分,儿童 80～100 次/分;指导复诊。

二、肥厚型心肌病

肥厚型心肌病是一类由常染色体显性遗传造成的原发性心肌病,以心室壁非对称性肥厚、心室腔缩小、左心室血液充盈受阻、舒张期顺应性降低为主要病理特征。分为梗阻性和非梗阻性肥厚型心肌病,为青年猝死的原因。后期可出现心力衰竭。

(一)病因

常有明显的家族史,目前认为是常染色体显性遗传疾病。

(二)临床表现

1.症状

(1)常见症状:心悸、胸痛、呼吸困难;有梗阻者起立或运动时出现晕厥、甚至神志丧失。部分患者完全无自觉症状,体检或猝死尸检时发现。

(2)其他症状:①劳力性呼吸困难。②心前区疼痛。③乏力、头晕与昏厥。④各种心律失常,以房颤最常见。⑤猝死。

2.体征

心脏轻度增大,可闻及 S_4,胸骨左缘第 3～4 肋间较粗糙的喷射性收缩期杂音,心尖部也可闻及收缩期杂音。

(三)治疗

1.治疗原则

缓解临床症状;避免猝死诱因;促进肥厚消退和阻止肥厚进展;积极预防心律失常。

2.治疗要点

(1)一般治疗:避免剧烈运动、屏气;避免增强心肌收缩力的药物,如洋地黄及减轻心脏负荷的药物(减少梗阻)。

(2)药物治疗:①减轻左心室流出梗阻;②抗心力衰竭药物;③抗心律失常治

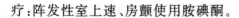

疗:阵发性室上速、房颤使用胺碘酮。

(3)心脏起搏治疗。

(4)经皮室间隔心肌消融术。

(5)外科手术治疗:室间隔切除术或二尖瓣置换术。

(四)护理评估

1.健康史

(1)患病及诊治经过:评估患者首次发病症状及时间,有无心律失常及心功能改变,是否经过药物或手术治疗。

(2)目前状况:评估此次就医主要原因,呼吸困难类型、心前区疼痛程度和部位,是否出现乏力、头晕与晕厥症状,本次发病诱因,对疾病的认知等。

(3)相关病史:询问患者有无其他心血管疾病,是否有肥厚型心肌病家族史,是否有猝死家族史。

2.身体评估

(1)一般状况:精神状态、生命体征、皮肤完整性。

(2)心脏状况:评估心脏增大情况。心尖部是否闻及吹风样收缩期杂音。

3.辅助检查

综合胸部 X 线、超声心动图、心电图等分析辅助检查结果。

4.心理-社会状况

本病约 1/3 患者有家族史,患者会担心亲人患上同样的疾病,应对其进行及时有效的心理护理。

(五)护理措施

(1)一般护理。①休息与活动:休息,活动四肢,逐渐安排活动量。②体位:根据心功能情况,协助患者采取舒适体位。③病情观察:注意观察患者心悸、胸闷、呼吸困难是否减轻,观察患者用药后反应。④多采取低流量吸氧,监测血氧饱和度。⑤饮食护理:进食易消化、低盐、高蛋白、高维生素食物,少食多餐,适当限制水分。⑥皮肤护理:心力衰竭时保持皮肤卫生,防止压疮。⑦心理护理:关心体贴患者,详细讲解相关知识。

(2)抗凝治疗的护理:注意有无鼻、牙龈出血,有无皮肤出血点、黑便、呕血等。

(六)健康指导

(1)避免疾病发作:患者应避免情绪激动、持重、屏气、用力排便,不宜参加体育运动。预防上呼吸道感染。

　　(2)饮食护理:避免刺激性食物,戒除烟酒,心力衰竭时低盐饮食。

　　(3)自我护理:患者可维持数十年,预后尚可。告知患者日常护理要点。

　　(4)用药与随访:坚持服用抗心力衰竭、抗心律失常药,定期门诊随访。

　　(5)放置起搏器定期随访,进行起搏器调试。

第四章

神经内科疾病的护理

第一节　病毒性脑膜炎

病毒性脑膜炎是一组由各种病毒感染引起的脑膜急性炎症性疾病。临床以发热、头痛和脑膜刺激征为主要表现。

一、病因

85％～95％的病毒性脑膜炎由肠道病毒引起。最常见的几种致病病毒为脊髓灰质炎病毒、柯萨奇病毒、埃可病毒等。肠道病毒主要经粪-口传播,少数经呼吸道分泌物传播。

二、临床表现

(1)本病在夏秋季高发,儿童多见,成人也可患病。多为急性或亚急性起病,有发热、头痛、恶心、呕吐、畏光、肌肉痛、食欲减退、腹泻和全身乏力等,并可有脑膜刺激征。

(2)临床表现可因患者的年龄、免疫状态、病毒种类及亚型的不同而异,如幼儿可出现发热、呕吐、皮疹等症状,而颈强直轻微或缺如;手-足-口综合征常发生于肠道病毒 71 型脑膜炎,非特异性皮疹见于埃可病毒 9 型脑膜炎。

三、治疗

药物治疗主要是对症治疗、支持治疗和防治并发症。对症治疗如剧烈头痛可用止痛药;抗病毒治疗可缩短病程和减轻症状;癫痫发作可首选卡马西平或苯妥英钠;脑水肿可适当应用脱水药。目前针对肠道病毒感染临床上应用或试验性使用的药物有免疫血清球蛋白和抗微小核糖核酸病毒药物。

四、护理评估

(一)健康史

1.起病情况

了解患者是否有发热、周身不适等前驱症状,是否有腹痛、腹泻、咽痛、皮疹、腮腺炎等病毒感染症状,是否有剧烈头痛、恶心、呕吐及脑膜刺激征。

2.病因与危险因素

发病前是否患呼吸道疾病及肠道疾病,是否有鼻窦炎、中耳炎、拔牙后感染,发病前是否患有面部疖肿、痈等。

3.既往病史

既往身体状况、免疫状态。

4.生活方式与饮食习惯

有无不良生活习惯,如是否缺乏体育锻炼、是否食用不洁食物等。

(二)身体状况

1.一般状态

监测生命体征即血压、脉搏、呼吸、体温情况;观察患者有无意识障碍,有无认知、情感和意志行为方面的异常,如错觉、幻觉、情感淡漠等。

2.头颈部检查

观察双侧瞳孔的大小及对光反射情况,是否有颈部强直。

3.神经反射

是否有深浅感觉、腱反射异常,有无病理反射及脑膜刺激征。

(三)辅助检查

评估脑脊液常规检查及免疫学检查结果。

(四)心理-社会评估

评估患者及家属对疾病的认识程度,家庭经济状况,患者的心理反应,家属对患者的关心程度及治疗的支持情况。

五、护理措施

(一)一般护理

1.病室环境

提供安静环境,避免声、光刺激。

2.促进舒适

内衣以棉质、宽松、舒适为宜,床单保持清洁、干燥。

3.做好基础护理

给予口腔护理,防止感染。

(二)病情观察

1.监测指标

严密观察患者的意识、瞳孔及生命体征的变化,积极配合医师治疗,给予降低颅内压的药物,减轻脑水肿引起的头痛、恶心、呕吐等,防止脑疝的发生。保持呼吸道通畅,及时清除呼吸道分泌物,定时叩背、吸痰,预防肺部感染。

2.头痛的监测

评估患者头痛的性质、程度及规律,查看患者恶心、呕吐等症状是否加重。患者头痛时,嘱其卧床休息,改变体位时动作要缓慢。讲解减轻头痛的方法,如深呼吸、生物反馈治疗等。

3.呕吐的监测

观察患者呕吐的特点,记录呕吐的次数,呕吐物的性质、量、颜色、气味。遵医嘱给予止吐药,指导患者少量、多次饮水;剧烈呕吐不能进食或严重水、电解质紊乱时,给予外周静脉营养;准确记录 24 小时出入量,观察患者有无失水征象,依失水程度不同,患者可出现软弱无力、口渴、皮肤黏膜干燥和弹性减低、尿量减少、尿比重增高等表现。

(三)用药护理

(1)使用脱水药物时,要保证药物滴注时间、剂量准确,注意观察患者的反应及皮肤颜色、弹性的变化,记录 24 小时出入量,注意监测肾功能。

(2)应用阿昔洛韦时注意监测患者有无谵妄、皮疹、震颤及血清转氨酶暂时增高等不良反应。

(四)高热的护理

1.病室环境

保持空气流通,室温维持在 20～23.9 ℃,湿度在 20％～70％。

2.活动

指导患者卧床休息,减少活动,缓解头痛、肌痛等症状。

3.补液

鼓励患者多饮水,必要时静脉补液。

4.监测体温变化及伴随症状

每 4 小时监测体温一次,体温超过 37.5 ℃时,及时给予物理降温或药物降温,并记录降温效果。严密监测发热类型及伴随全身中毒症状的程度。对年老体弱及伴有心血管疾病者,要防止出现虚脱或休克现象。

5.基础护理

做好口腔护理和皮肤护理。

(五)安全护理

1.病室环境

保持病室环境安静整洁,光线适中,治疗及护理尽量集中进行,限制家属探视。危险物品应远离患者,床单位有保护性床挡。

2.抽搐、躁动的护理

抽搐发作时应立即松开衣领和裤带,取下活动性义齿,及时清除口鼻腔分泌物,保持呼吸道通畅;放置压舌板于上下臼齿之间,防止舌咬伤;当患者谵妄躁动时,可在其家属知情同意下给予约束,勿强行按压肢体。

(六)饮食护理

给予营养丰富的饮食,如鸡蛋、牛奶、豆制品、瘦肉等,有利于增强抵抗力;长期卧床的患者易引起便秘,应多食粗纤维食物,如芹菜等;应用脱水剂期间,鼓励患者多食含钾高的食物如香蕉、橘子等;不能经口进食者,遵医嘱给予鼻饲。

六、健康指导

(一)疾病知识指导

帮助患者及家属了解病因及相关疾病知识,指导掌握本病的防治措施和自我护理方法,发现异常要及时就医。

(二)用药指导

甘露醇为脱水药物,应快速滴注,不可随意调节滴速,向患者讲解静脉输注脱水药物后尿量增多是正常现象,消除患者的焦虑情绪。

(三)饮食指导

多食瘦肉、鱼、豆制品、水果、蔬菜等高蛋白和高维生素食物。

(四)日常生活指导

指导家属消毒隔离知识,指导患者养成良好的生活习惯,规律饮食,加强体育锻炼,增强体质。

第二节 短暂性脑缺血发作

短暂性脑缺血(transient ischemic attack,TIA)发作是指由于某种因素造成的脑动脉一过性或短暂性供血障碍,导致相应供血区局灶性神经功能缺损或视网膜功能障碍。症状持续时间为数分钟到数小时,24小时内完全恢复,可反复发作,不遗留神经功能缺损的症状和体征。一般头部CT、MRI检查可正常。

一、病因

TIA的发病与动脉粥样硬化、动脉狭窄、心脏病、血液成分改变及血流动力学等多种因素有关。

二、临床表现

(一)一般特点

(1)TIA好发于中老年人,男性多于女性。

(2)发作突然,局部脑或视网膜功能障碍,历时短暂,最长不超过24小时,不遗留神经功能缺损体征。

(3)常有反复发作的病史。

(4)患者多伴有高血压、动脉粥样硬化、心脏病、糖尿病和血脂异常等脑血管病的危险因素。

(二)颈内动脉系统TIA

临床表现与受累血管分布有关。大脑中动脉供血区的TIA可出现对侧肢体的单瘫、面瘫和舌瘫,可伴有偏身感觉障碍和对侧同向偏盲。优势半球受损常出现失语和失用,非优势半球受损可出现空间定向障碍。大脑前动脉供血区缺血可出现人格和情感障碍、对侧下肢无力等。颈内动脉主干TIA主要表现为眼动脉交叉瘫[患侧单眼一过性黑矇、失明和(或)对侧偏瘫及感觉障碍]。

(三)椎-基底动脉系统TIA

常见表现为眩晕、平衡障碍、恶心、呕吐、眼球运动异常和复视;特征性症状为脑干网状结构缺血引起跌倒发作,表现为突然出现双下肢无力而倒地,但可随即自行站起,整个过程中意识清楚;可有单侧或双侧面部、口周麻木,单独出现或伴有对侧肢体瘫痪、感觉障碍,呈现典型或不典型的脑干缺血综合征;还可出现短暂性全面遗忘症、视力障碍等。

三、治疗

TIA 是急症,是脑卒中的高危因素,TIA 发病后 2~7 天内为脑卒中的高风险期,应足够重视,积极治疗。目的是消除病因,减少和预防复发,保护脑功能。

(1)病因治疗:病因治疗是预防 TIA 的关键。积极查找病因,控制危险因素。

(2)药物治疗:抗血小板治疗、抗凝治疗、扩容治疗、活血化瘀中药制剂治疗。

(3)外科手术和血管内介入治疗。

四、护理评估

(一)健康史

了解患者的起病情况、发作时间、频率、表现、持续时间、有无外伤等;收集患者的既往史、家族史、个人史、饮食习惯、生活方式等资料。

(二)身体状况

评估患者的生命体征、意识状态、肢体活动情况。

(三)辅助检查

头部 CT、MRI 检查大多正常,DSA、TCD 检查确定颅内外动脉是否狭窄,血常规、生化检查确定是否存在异常。

(四)心理-社会评估

评估患者对疾病知识的了解程度;了解家庭成员、经济状况、文化背景等,家属对患者的关心、支持情况等。

五、护理措施

(一)安全护理

(1)无论是颅内动脉系统 TIA 还是椎-基底动脉系统 TIA,发作时患者因为一过性失明或眩晕,容易跌倒或受伤,应指导患者合理休息与运动,并采取适当的防护措施。

(2)发作时卧床休息,注意枕头不宜太高(以 15°~20° 为宜),以免影响头部的血液供应,仰头或头部转动时应缓慢,动作轻柔,转动幅度不要太大,防止因颈部活动速度过度或过急导致发作而跌伤。

（3）频繁发作者应避免重体力劳动，必要时如厕、沐浴及外出活动时应有家人陪伴，洗澡时间不宜过长。

（二）运动指导

规律的体育锻炼可以改善心脏功能，增加脑血流量，改善微循环，也可以降低已升高的血压，控制血糖水平和降低体重。因此应鼓励患者做到劳逸结合，生活规律。

（三）药物护理

指导患者遵医嘱正确用药，不能随意更改、终止或自行购药服用。如肝素抗凝治疗可出现皮肤出血点及青紫斑，个别患者甚至可诱发消化道出血。使用阿司匹林、氯吡格雷或奥扎格雷等抗血小板聚集剂治疗时，可出现食欲缺乏、皮疹或白细胞减少等不良反应，发现异常及时报告医师处理。

（四）病情观察

频繁发作的患者应注意观察并记录每次发作的持续时间、间隔时间和伴随症状，观察患者肢体无力或麻木是否减轻或加重，有无头痛、头晕及其他脑功能受损的表现。警惕完全性缺血性脑卒中的发生。

（五）手术治疗的护理

按手术护理措施进行护理。

六、健康指导

（一）疾病知识指导

本病为脑卒中的先兆表现，若不进行正确治疗而任其自然发展，约 1/3 患者在数年内会发展成为完全性脑卒中。指导患者掌握本病的防治措施和自我护理方法，改变不健康的生活方式，定期体检。积极治疗高血压、动脉硬化、心脏病、糖尿病、高脂血症和肥胖症等。

（二）用药指导

指导患者严格遵医嘱用药，切勿自行调整剂量、换药、甚至停药。密切观察用药后反应。

（三）饮食指导

了解肥胖、吸烟、酗酒及饮食因素对脑血管病的影响，选择低盐、低脂、充足蛋白质和丰富维生素的饮食,如谷类、鱼类、新鲜蔬菜、水果、豆类、坚果,少吃糖类、甜食,限制食盐、动物油的摄入,忌辛辣、油炸食物和暴饮暴食,注意粗细搭配,荤素搭配;戒烟,限酒,控制食物热量,每天食盐不超过 6 g,保持理想体重。

(四)日常生活指导

指导患者戒烟酒、适度减轻体重、合理运动,劳逸结合。

第三节　脑血栓形成

脑血栓形成是脑梗死常见的类型,约占全部脑梗死的 60%,颅内外供应脑组织的动脉血管壁发生病理改变,以动脉粥样硬化多见,脑动脉主干或分支动脉管腔狭窄、闭塞或形成血栓,引起该动脉供血区局部脑组织血流减少或中断,使脑组织出现缺血、缺氧性坏死,造成脑局部急性血流中断,出现相应的神经系统症状与体征,如偏瘫、失语等。因动脉粥样硬化是本病的根本病因,所以,脑血栓形成在临床上主要指大动脉粥样硬化型脑梗死。

一、病因

(1)脑动脉粥样硬化:脑血栓形成最常见的病因。

(2)脑动脉炎:如钩端螺旋体感染引起的脑动脉炎。

(3)血栓-栓塞:由颈动脉粥样硬化斑块脱落引起的栓塞。

(4)其他少见原因:血液系统疾病,如红细胞增多症、血小板增多症、夹层动脉瘤、先天性血管畸形、血液高凝状态等。

二、临床表现

脑梗死的临床表现取决于梗死灶的大小、部位及受损区侧支循环情况。

(一)临床特点

(1)一般特点:本病好发于中老年人,多见于 50 岁以上动脉硬化者,且多伴有高血压、冠心病、糖尿病等疾病。年轻发病者以各种原因的脑动脉炎为多见,男性多于女性。

(2)安静睡眠中发病,部分病例有 TIA 的前驱症状,如肢体麻木、无力、头晕、头痛等。

(3)起病缓慢,局灶体征多在发病后数小时或数天内发展至高峰,也可为症状进行性加重或波动。

(4)多数患者意识清楚,以偏瘫、失语、偏身感觉障碍和共济失调等症状为主。

(5)当发生基底动脉血栓或大面积脑梗死时,可有意识障碍、头痛、呕吐,甚至危及生命。

(二)临床分型

根据梗死的部位不同,可分为前循环梗死、后循环梗死和腔隙性梗死。根据起病形式可分为以下几种。

1.可逆性缺血性神经功能缺失

此型患者的症状和体征持续时间超过 24 小时,但在 1~3 周内完全恢复,不留任何后遗症。可能是缺血未导致不可逆的神经细胞损害,侧支循环迅速而充分的代偿,发生的血栓不牢固,伴发的血管痉挛及时解除等。

2.完全型

起病 6 小时内病情达高峰,为完全性偏瘫,病情重,甚至出现昏迷,多见于血栓-栓塞。

3.进展型

局灶性脑缺血症状逐渐进展,阶梯式加重,可持续 6 小时至数天。临床症状因血栓形成的部位不同而出现相应动脉支配区的神经功能障碍。可出现对侧偏瘫、偏身感觉障碍、失语等,严重者可引起颅内压增高、昏迷、死亡。

4.缓慢进展型

患者症状在起病 2 周以后仍逐渐发展。多见于颅内动脉颅外段血栓形成,但颅内动脉逆行性血栓形成亦可见。

三、治疗

脑梗死患者应在卒中单元中接受治疗,由多科医师、护士、治疗师参与,实施治疗、护理、康复一体化,最大程度地恢复脑卒中患者的受损功能。遵循早期化、个体化、整体化原则。重点是重视急性期治疗。

(一)急性期治疗

(1)早期溶栓:常用药物有阿替普酶、尿激酶。

(2)降纤治疗:常用药物有巴曲酶、降纤酶等。

(3)防治脑水肿:发病 3~5 天是脑水肿的高发期,严重的脑水肿导致颅内压增高而诱发脑疝。常用 20％甘露醇、呋塞米、甘油果糖注射液。

(4)调整血压。

(5)血小板聚集治疗:同 TIA。

(6)抗凝治疗:如低分子肝素、华法林。

(7)血管扩张剂:如尼莫地平。

(8)脑保护治疗:如胞磷胆碱、纳洛酮、依达拉奉等。

(9)防治上消化道出血:如奥美拉唑。

(10)中医药治疗:丹参、川芎嗪、银杏叶制剂等。

(11)早期康复治疗:患者病情不再进展,生命体征稳定,即可进行早期康复治疗。

(二)恢复期治疗

以康复治疗为主。

四、护理评估

(一)健康史

1.起病情况

询问起病的时间、方式,有无明显的前驱症状和伴发症状。

2.病因和危险因素

了解患者的年龄、性别,有无颈动脉狭窄、高血压、糖尿病、高脂血症及 TIA 病史;有无长期高盐高脂肪饮食;有无烟酒嗜好及家族性脑卒中病史;是否进行过正规、系统的治疗,目前用药情况。

3.既往史

如外伤史、手术史、肿瘤、感染病史、颈椎病、腰椎管狭窄、过敏或中毒等。

4.心理-社会状况

应评估患者及照顾者对疾病的认识程度,家庭经济状况,家属对患者的关心程度。

(二)身体评估

1.生命体征

监测体温、脉搏、血压、呼吸有无异常。

2.意识状态

观察患者有无意识障碍及其类型。

3.头颈部检查

观察患者瞳孔大小及对光反射,视野有无缺损;有无眼球运动受限、眼球震颤及眼睑闭合不全;有无口角歪斜及鼻唇沟变浅;有无听力下降、耳鸣;有无饮水呛咳、吞咽困难或咀嚼无力;有无呐吃或失语。

4.四肢躯干检查

注意有无肢体活动障碍和感觉缺失,有无步态不稳和肢体不自主运动,四肢肌力、肌张力状态,有无肌萎缩及关节活动受限,皮肤有无水肿、多汗、脱屑或破损,括约肌功能有无障碍。

(三)辅助检查

1.血生化检查

血糖、血脂、凝血功能和同型半胱氨酸是否正常。

2.影像学检查

CT 是最常用的检查,发病 24 小时内多无变化,但可除外脑出血,24 小时后脑梗死区出现低密度灶,脑干、小脑梗死 CT 显示不佳;MRI 可以早期显示缺血组织的大小、部位,甚至可以显示皮质下、脑干和小脑的梗死灶。

3.经颅多普勒(TCD)

TCD 检查有无大血管的闭塞及血管弹性改变。

4.数字减影血管造影(DSA)

可显示血栓形成部位、程度及侧支循环,但不作为脑梗死的常规检查,是脑血管病变检查的金标准。

五、护理措施

(一)重症患者的病情观察与护理

1.病情监测

护士应严格进行六联观察,即患者的体温、脉搏、呼吸、血压、瞳孔、意识,掌握脑疝前期的表现,及时协助医师给予处理,防止脑疝发生。

2.呼吸道管理

重症患者采取侧卧位或头偏向一侧,取下义齿,根据病情使用口咽通气道,防止舌后坠阻塞呼吸道,床旁备吸引器,增加翻身叩背次数,及时清理呼吸道分泌物,如伴有潮式呼吸、下颌式呼吸,应在医师陪同下为患者吸痰,做好抢救准备。如果患者出现呼吸困难、喘憋、发绀、呼吸间停等现象,应立即报告医师,必要时给予气管插管或气管切开。

3.管道维护

重症患者身体上一般带有多个管道,同时连接监护仪器,需要护士精心的维护。首先要摆放整齐有序,避免杂乱缠绕,保证安全、固定、通畅,防止牵拉、打折、脱落、过期留置等不良情况发生,协助患者更换体位时,要先妥善安置各个管道。静脉留置针尽量不要与血压袖带放在同一肢体,避免因监测血压而影响留置针的留置时间。

(二)躯体活动障碍的护理

1.生活护理

根据患者日常生活活动能力,给予相应的协助。卧床及瘫痪患者保持床单位整洁;瘫痪患者使用气垫床、按摩床和相应的保护器具,抬高患肢并协助被动运动,预防压疮和下肢静脉血栓形成;协助定时翻身、拍背;每天温水擦浴1~2次,促进肢体的血液循环,促进睡眠;鼓励和帮助患者摄取充足的水分和均衡饮食,保证营养供给,防止误吸;保持大便通畅;注意口腔卫生,每天口腔护理2~3次。

2.安全护理

重点要防止坠床和跌倒,床铺高度适中,应有保护性护栏;呼叫器和经常使用的物品应置于床头患者伸手可及处;运动场所要明亮、宽敞、无障碍,走廊、厕所要装扶手;地面要保持平整、干燥、防湿、防滑;患者穿防滑软底鞋,衣着宽松舒适;防烫伤。

3.康复护理

告知患者及家属早期康复的重要性、训练内容与开始时间。早期康复有助于抑制和减轻肢体痉挛姿势的出现与发展,能预防并发症,促进肢体康复、减轻致残程度和提高生活质量。一般认为,缺血性脑卒中患者,只要意识清楚,生命体征稳定,病情不再发展后48小时即可进行。

(三)吞咽障碍的护理

(1)评定患者吞咽功能和营养状态,观察患者能否自口进食,进食不同稠度食物的吞咽情况,饮水时有无呛咳。

(2)鼓励能吞咽的患者进食,保证营养充足。进食高纤维素、高蛋白食物,选择软饭、半流质或糊状、冻状的黏稠食物,避免粗糙、干硬、辛辣等刺激性食物。少量多餐,能坐起的患者坐位进食,不能坐起的患者取仰卧位将床头抬高30°,头下垫枕使头部前屈,吞咽方法选择健侧咀嚼并吞咽,防止食物进入气管或残留在患侧；必要时给予鼻饲，一般鼻饲量以 2 000～2 500 mL/d 为宜，也可以根据病情适当加减，加强留置胃管的护理和口腔护理，防治口腔感染。躁动患者适当约束，防止拔管。

（3）防止窒息：床旁备吸引器，进食前注意休息，进餐时不要讲话，要注意力集中；吞咽困难的患者不可以用吸管喝水或饮料，用杯子饮水时，杯子内的水应装至半杯以上，防止因水少低头饮水增加误吸的危险；如患者呛咳、误吸或呕吐，应立即让患者取头侧位，及时清理口鼻分泌物和呕吐物，保持呼吸道通畅，预防窒息及吸入性肺炎。

（4）营养支持：鼻饲饮食、胃肠外营养等。

（四）言语沟通障碍护理

遵循由少到多、由易到难、由简单到复杂的过程，循序渐进。借助图片、符号、描画、表情、手势、交流手册等进行交流。

（五）用药护理

护士应掌握患者用药的时间、剂量、用法、注意事项、不良反应、观察要点及基本的药理作用，严格遵医嘱用药。

（六）心理护理

重视对精神、情绪变化的监控，耐心讲解疾病知识，提高对抑郁、焦虑状态的认识，及时发现患者的心理问题，进行针对性的心理治疗（解释、安慰、鼓励、保证等），增强战胜疾病的信心。

（七）手术治疗

按外科手术护理。

六、健康指导

（一）疾病知识指导

指导患者及家属了解病因、主要危险因素和危害，告知本病的早期症状和就诊时机，使患者和家属认识到预防比治疗重要。控制危险因素，合理降低血压、血糖、血脂，健康的饮食和运动，规律的生活方式是预防的基础。发病后积极就医。

（二）康复指导

康复训练是漫长艰辛的过程，做好患者思想工作，需要循序渐进，康复过程中加强安全防范,防止发生意外。

(三)饮食指导

合理进食:指导患者清淡饮食,改变不良饮食习惯,戒烟限酒,每天食盐量不超过 6 g。增加粗纤维食物摄入,如芹菜、韭菜,适量增加进水量,防止便秘的发生,必要时可用开塞露或缓泻剂。

(四)用药指导

应用溶栓药物时有出血倾向的表现,监测凝血功能;需按照医嘱服药。

(五)日常生活指导

(1)患者需要安静、舒适的环境,情绪稳定,生活规律,适当运动,合理休息和娱乐,日常生活不依赖家人,做力所能及的家务。

(2)患者起床、起坐或低头时动作宜慢,平时外出有人陪伴防跌倒。

(3)气候变化时防感冒。

(六)预防复发

遵医嘱正确用药,定期门诊检查,动态了解血压、血糖、血脂变化及心脏功能情况,及时就医。

第四节 脑 出 血

脑出血系指原发性非外伤性脑实质内出血。发病率为每年(60～80)/10 万,在我国占全部脑卒中的 20%～30%。虽然脑出血发病率低于脑梗死,但其致死率却高于后者,急性期病死率 30%～40%。其中大脑半球出血占 80%,脑干和小脑出血占 20%。

一、病因

(一)高血压并发细小动脉硬化

这是脑出血最常见的病因,多数在高血压和动脉硬化并存情况下发生。

(二)颅内动脉瘤

主要为先天性动脉瘤,其次是动脉硬化性动脉瘤和外伤性动脉瘤。

(三)动静脉血管畸形

血管壁发育异常,易致出血。

(四)其他

脑动脉粥样硬化、脑底异常血管网症、血液病(如白血病、血小板减少性紫癜、再生障碍性贫血、红细胞增多症、血友病、镰状细胞病等)、抗凝及溶栓治疗。

二、临床表现

出血的临床表现不一,主要取决于出血量和出血部位。若出血的部位在脑干,即使出血量不大,病情也比较危急。

(一)临床特点

(1)脑出血常见于50岁以上患者,男性多于女性,冬春季易发,常有高血压病史。

(2)多在情绪激动或活动中突然发病,发病后病情常于数分钟至数小时内达到高峰。

(3)脑出血发病后血压常明显升高,并出现头痛、呕吐伴不同程度的意识障碍,如嗜睡或昏迷等。

(二)根据出血部位和出血量不同分类

1.基底核区出血

(1)壳核出血:最常见,占脑出血的50%~60%,系豆纹动脉尤其是其外侧支破裂所致,壳核出血最常累及内囊而出现偏瘫、偏身感觉障碍及偏盲,还可出现双眼球向病灶对侧同向凝视不能;优势半球受累可有失语。出血量小(<30 mL)时,临床症状轻,预后较好;出血量较大(>30 mL)时,临床症状重,可出现意识障碍,诱发脑疝导致死亡。

(2)丘脑出血:占脑出血的10%~15%,系丘脑膝状体动脉和丘脑穿通动脉破裂所致,常有对侧偏瘫、偏深感觉障碍,通常感觉障碍重于运动障碍。深浅感觉均受累,而深感觉障碍更明显。可有特征性眼征,如上视不能或凝视鼻尖、眼球偏斜或分离性斜视、眼球汇聚障碍和无反应性小瞳孔等。小量丘脑出血致丘脑中间腹侧核受累可出现运动性震颤和帕金森综合征样表现;累及丘脑底核或纹状体可呈偏身舞蹈-投掷样运动;优势侧丘脑出血可出现丘脑性失语、精神障碍、认知障碍和人格改变。

(3)尾状核头出血:较少见,多由高血压动脉硬化和血管畸形破裂所致,一般出血量不大,多经侧脑室前角破入脑室。常有头痛、呕吐、颈强直、精神症状,神经系统功能缺损症状并不多见,故临床酷似蛛网膜下腔出血。

2.脑叶出血

脑叶出血占脑出血的 5%～10%,常由脑动脉畸形、血管淀粉样病变、血液病等所致。出血以顶叶最常见,其次为颞、枕、额叶,也有多发脑叶出血病例。如额叶出血可有偏瘫、尿便障碍、Broca 失语、摸索或强握反应等;颞叶出血可有Wernicke 失语、精神症状、对侧上象限盲、癫痫;枕叶出血可有视野缺损;顶叶出血可有偏身感觉障碍、轻偏瘫、对侧下象限盲,非优势半球受累可有构象障碍。

3.小脑出血

小脑出血约占脑出血的 10%,多由小脑上动脉分支破裂所致。常有头痛、呕吐、眩晕和共济失调明显,起病突然,可伴有枕部疼痛。出血量较少者,主要表现为小脑受损症状,如患侧共济失调、眼震和小脑语言等,多无瘫痪;出血量较多者,尤其是小脑蚓部出血,病情迅速进展,发病时或病后 12～24 小时内出现昏迷及脑干受损征象,双侧瞳孔缩小如针尖样、呼吸不规则等。暴发型则常突然昏迷,在数小时内迅速死亡。

4.脑干出血

(1)脑桥出血:约占 10%,多由基底动脉脑桥支破裂所致,出血灶多位于脑桥基底部与被盖部之间。大量出血(血肿>5 mL)累及双侧被盖部和基底部,常破入第四脑室,患者迅速出现昏迷、双侧针尖样瞳孔、呕吐咖啡样胃内容物、中枢性高热、中枢性呼吸障碍、眼球浮动、四肢瘫痪和去大脑强直发作等。小量出血可无意识障碍,表现为交叉性瘫痪和共济失调性瘫痪,两眼向病灶侧凝视麻痹或核间性眼肌麻痹。

(2)中脑出血:少见,常有头痛、呕吐、意识障碍,轻症表现为一侧或双侧动眼神经不全麻痹、眼球不同轴、同侧肢体共济失调;重症表现为深昏迷,四肢弛缓性瘫痪,可迅速死亡。

(3)延髓出血:更为少见,临床表现为突然意识障碍,影响生命体征,如呼吸、心跳、血压改变,继而死亡。

5.脑室出血

脑室出血占脑出血的 3%～5%,分为原发性和继发性脑室出血。原发性脑室出血多由脉络丛血管或室管膜下动脉破裂所致,继发性脑室出血是指脑实质出血破入脑室。常有头痛、呕吐,严重者出现意识障碍如深昏迷、脑膜刺激征、针尖样瞳孔、眼球分离斜视或浮动、四肢迟缓性瘫痪及去脑强直发作、高热、呼吸不规则、脉搏和血压不稳定等症状。临床上易误诊为蛛网膜下腔出血。

三、治疗

治疗原则为安静卧床、脱水降颅压、调整血压、防治继发出血、加强护理,防止并发症、以挽救生命,降低死亡率、残疾率和减少复发。

(一)内科治疗

1.一般治疗

卧床休息,保持呼吸道通畅,吸氧,鼻饲,预防感染等。

2.调控血压

急性期脑出血患者的血压一般比平时高,是由于脑出血后颅内压增高,为保证脑组织供血的代偿性变化。当颅内压下降时血压也下降,因此脑出血急性期一般不应用降压药物降血压。当收缩压超过 26.7 kPa(200 mmHg)或舒张压超过 14.7 kPa(110 mmHg),可适当给予作用温和的药物。急性期后,若血压持续过高,则可系统地应用降压药。

3.控制脑水肿

急性期用 20%甘露醇;病情比较平稳时可用甘油果糖、呋塞米。

4.止血药和凝血药

仅用于并发消化道出血或有凝血障碍时。

(二)手术治疗

通常下列情况考虑手术治疗。

(1)基底核区中等量以上出血(壳核出血≥30 mL、丘脑出血≥15 mL)。

(2)小脑出血≥10 mL 或直径≥3 cm,或合并明显脑积水。

(3)重症脑室出血(脑室铸型)。

(4)合并脑血管畸形、动脉瘤等血管病变。

四、护理评估

(一)病史

1.起病情况

是否在活动时发病;有无诱因;有无剧烈头痛、喷射性呕吐、打呵欠、嗜睡或烦躁不安等颅内压增高的表现。

2.病因与危险因素

患者是否有高血压、动脉粥样硬化、血液病,是否有脑卒中的家族史,是否进行过溶栓、抗凝的治疗以及目前用药情况。

3.既往史和个人史

患者是否有除危险因素以外的其他病史,如外伤史、手术史、肿瘤史、过敏史或中毒史等。了解患者的生活方式与饮食习惯等。

(二)身体评估

评估患者的意识状态、瞳孔的变化;语言障碍及其程度;有无肢体瘫痪,肌力肌张力如何;有无吞咽困难及饮水呛咳;有无排便、排尿障碍;有无脱水征和营养失调;脑膜刺激征和病理反射是否阳性。

(三)辅助检查

CT扫描是诊断脑出血的首选方法,评估头部是否呈均匀高密度影像;MRI检查脑干和小脑的出血病灶,但对急性脑出血诊断不及CT;MRA、DSA是否发现脑血管畸形、血管瘤等病变;脑脊液压力有无增高,颜色是否正常;血常规检查、血液生化检查、凝血功能检查、心电图检查和胸部X线摄片检查有无异常。

(四)心理-社会评估

评估患者及家属对疾病的认识及对患者的支持,患者有无焦虑、恐惧心理等。

五、护理措施

(一)急性意识障碍的护理

1.休息与安全

急性期绝对卧床休息(进食和二便均在床上)2～4周,床头抬高15°～30°,以减轻脑水肿。恢复期遵医嘱复查CT,根据血肿吸收恢复情况,逐步变换体位,可由卧位至坐位,再由坐位至立位,最后由立位至床边短暂活动,直至可以离床短距离行走。总之应循序渐进,不可因突然的体位变化或体位变化幅度过大而加重出血甚至诱发二次出血。保持环境的安静整洁,严格限制探视,避免情绪激动和各种刺激,各项治疗护理操作集中进行,防止血压波动加重病情。谵妄、躁动患者加保护性床挡,必要时给约束带适当约束,使用时需家属知情同意并签字。

2.病情监测

严密观察病情变化,判断昏迷程度,定时测量生命体征、意识、瞳孔并详细记录,使用脱水药物时注意监测尿量与水、电解质的变化,防止低钾血症和肾功能受损。

3.生活护理

(1)给予高蛋白、高维生素、低盐、低脂等清淡易消化饮食;吞咽障碍的患者,遵医嘱留置胃管,给予鼻饲饮食,注意防止误吸。

(2)每两小时更换体位一次,肥胖或消瘦患者应增加翻身次数,条件允许可使用气垫床,但一定要告诉患者家属使用气垫床不能代替翻身,防止压疮发生;更换体位时动作要轻柔,尽量减少头部的搬动幅度,可以考虑采用"轴线翻身",防止加重出血。

(3)保持床单位的整洁、舒适,做好口腔护理、皮肤护理和大小便护理,每天床上擦浴1~2次。

(4)指导患者不能用力排便,便秘时酌情给予缓泻剂或灌肠以促进排便,防止因用力排便诱发二次出血。

(5)保持肢体功能位置,指导并协助肢体被动运动,防止指关节僵硬、挛缩或畸形。

(二)潜在并发症

1.脑疝

(1)发生意识障碍时,立即取平卧位,头偏向一侧,防止舌后坠,以利于分泌物流出。

(2)立即建立静脉通道,遵医嘱快速给予脱水剂,如20%甘露醇250~500 mL,静脉滴注,从而降低颅内压。

(3)保持呼吸道通畅,持续吸氧。及时清除呼吸道分泌物,必要时准备气管切开。

(4)密切观察神志、瞳孔、生命体征等变化。

(5)脑疝诊断未明确或一般情况不佳不宜大手术时,协助脑室穿刺。

(6)对拟行手术患者做好术前准备,以便及时手术。

2.上消化道出血

(1)病情监测:注意观察患者有无上腹部疼痛、上腹部饱胀不适、恶心、呕吐、黑便等症状和体征。鼻饲的患者每次鼻饲前先回抽胃液,并观察胃液的颜色、性质和量,若为咖啡色或血性,提示发生出血;若大便呈黑色或柏油样,亦提示有出血,应留取胃液或粪便标本做潜血试验。护士工作要有预见性,对有应激性溃疡危险的患者,尽早留置胃管,监测潜血试验结果,指导患者取侧卧位,或平卧位头偏向一侧,防止呕吐物误入呼吸道引起窒息或吸入性肺炎。观察患者有无面色苍白、口唇发绀、呼吸急促、烦躁不安、皮肤湿冷、血压下降等失血性休克的表现,一旦出现立即报告医师,建立静脉通道,遵医嘱予补充血容量、止血、抗休克处理。

(2)饮食护理:出血期间遵医嘱禁食,出血停止后给予清淡、易消化、无刺激性、营养丰富的饮食,如面条、蛋羹等。避免刺激、粗糙、干燥的食物,如馒头、坚果等;温度适宜,少量多餐,防止损伤胃黏膜。

(三)用药护理

(1)脱水利尿药、降压药、止血药护理要点同"脑血栓形成"用药护理。

(2)使用抗生素时要详细询问过敏史,进行过敏试验,保证用药安全。

(3)镇静类药物对呼吸有抑制作用,应防止因用药而产生呼吸抑制。

(4)静脉补充钾、钠时,应遵从补钾"不宜过早、不宜过浓、不宜过快、不宜过多"的原则,防止输入高渗药物产生静脉炎。若发生静脉炎,可使用50%硫酸镁热湿敷。

(四)康复护理

脑出血后只要患者的生命指征平稳、病情不再进展,应尽早进行康复护理。早期可分阶段综合康复、治疗、护理,这样做可对恢复患者的神经功能、提高生活质量有益处。

(五)心理护理

对于意识清楚的患者,护士应关注其心理状况,做好心理护理,鼓励其树立战胜疾病的信心;对于意识障碍的患者,护士应安慰指导其家属,取得配合,关心支持患者,争取早日康复。

(六)外科手术治疗护理

按手术护理。

六、健康指导

(1)同脑血栓形成。

(2)避免诱因:避免用力、情绪激动等外加因素,指导患者尽量避免使血压骤然升高的各种因素,保持情绪稳定;避免过度喜悦、愤怒、焦虑、恐惧、感伤等不良心理;建立健康的生活方式,保证充足睡眠;适当运动,避免体力或脑力的过度劳累或突然用力过猛;养成定时排便的习惯,保持大便通畅,避免用力排便;戒烟限酒。

(3)控制高血压:遵医嘱正确服用降压药,维持血压稳定。

第五节 癫　痫

癫痫是由脑部神经元高度同步化异常放电所致的临床综合征,由于大脑中神经元异常放电的部位不同,临床表现各不相同。临床上每次发作或每种发作的过程称为痫性发作。一个患者可有一种或数种形式的痫性发作。在癫痫发作中,一组具有相似症状和体征特性所组成的特定癫痫现象称为癫痫综合征。

一、病因

癫痫不是独立的疾病,而是一组疾病或综合征,引起癫痫的病因非常复杂,根据病因学不同,癫痫可分为 3 类。

(一)症状性癫痫

由各种明确的中枢神经系统结构损伤或功能异常所致,如脑外伤、脑血管病、脑肿瘤、中枢神经系统感染、寄生虫、遗传性代谢疾病、药物和毒物等。

(二)特发性癫痫

原因不明,未发现脑部有足以引起癫痫发作的结构性损伤或功能异常,可能与遗传因素密切相关,常在某一特定年龄段起病,具有特征性临床及脑电图表现。如伴中央颞区棘波的良性儿童癫痫、家族性颞叶癫痫等。

(三)隐源性癫痫

临床表现提示为症状性癫痫,但现有的检查手段不能发现明确的病因。其占全部癫痫的 60%～70%。

二、影响癫痫发作的因素

影响癫痫发作的因素包括:年龄、遗传因素、睡眠、内环境改变。

三、临床表现

癫痫的临床表现极为复杂,但均具有以下特点。

(一)发作性

即症状突然发生,持续一段时间后迅速恢复,间歇期正常。

(二)短暂性

即发作持续时间非常短,通常为数秒钟或数分钟,除癫痫持续状态外,很少超过半小时。

(三)重复性

即第一次发作后,经过不同间隔时间会有第二次或更多次的发作。

(四)刻板性

刻板性指每次发作的临床表现几乎一致。

四、癫痫分类

目前应用最广泛的是国际抗癫痫联盟(ILAE)1981 年癫痫发作分类(表 4-1),癫痫发作分为部分性发作、全面性发作和不能分类的发作。

表 4-1　国际抗癫痫联盟(ILAE,1981 年)癫痫发作分类

1.部分性发作
　(1)单纯部分性发作
　　　部分运动性发作
　　　部分感觉性发作
　　　自主神经性发作
　　　神经症状性发作
　(2)复杂部分性发作
　(3)部分性发作继发全面性发作
　　　单纯性发作继发全面性发作
　　　复杂部分性发作继发全面性发作
　　　单纯部分性发作继发复杂部分性发作再继发全面性发作
2.全面性发作
　(1)失神发作
　　　典型失神发作
　　　不典型失神发作
　(2)强直性发作
　(3)阵挛性发作
　(4)强直阵挛性发作
　(5)肌阵挛发作
　(6)失张力发作
3.不能分类的发作

五、治疗

(一)治疗目标

完全控制癫痫发作,没有或最少的药物不良反应,保证患者的生活质量。

（二）病因治疗

明确病因者首先行病因治疗，如颅脑肿瘤，需要用手术方法切除肿物；中枢神经系统感染者，控制感染；寄生虫感染者，需要抗寄生虫方法治疗。

（三）药物治疗原则

（1）在一年内有 2 次以上发作的患者可酌情用单药治疗，多次发作或发生过癫痫持续状态的患者应早期、合理、长期规律用药。

（2）从单一药物开始，从小剂量开始，逐渐加量。如药物剂量已达到最大有效血药浓度而仍不能控制发作者再加第二种药物。

（3）抗癫痫药物应根据发作的类型、药物不良反应大小进行选择。

（4）偶尔发病、EEG 异常而无癫痫症状及 5 岁以下每次发作都伴有发热的儿童，一般不用抗癫痫药物。

（5）服用抗癫痫药物须坚持规律服药，不能突然停药，在医师指导下减药。

（四）手术治疗

风险高，要严格掌握适应证。

六、护理评估

（一）健康史

了解起病情况，首次发作年龄，大发作前是否有"先兆"；发作过程、发作频率；询问患者是否服用抗癫痫药物治疗，服药是否规律，监测血药浓度是否达标及其服药效果；首次发病年龄是否在 20 岁以前；有无发作诱因、有无家族史；有无头颅外伤史、中枢神经系统感染史或中枢神经系统肿瘤；有无饮酒嗜好、睡眠是否规律等。

（二）身体状况

评估患者的意识状态、瞳孔大小及对光反射；评估有无舌咬伤、尿便失禁；评估有无定向力、记忆力、判断力的改变；评估患者有无高热、精神刺激等诱因；评估有无与癫痫相关的疾病史；评估癫痫的发作频率、发作时长以及发作间隔时间。

（三）辅助检查

脑电图是诊断癫痫最重要的辅助检查方法，对发作性症状的诊断有很大价值。

(四)心理-社会评估

了解患者的情绪,评估患者担心疾病会影响家庭、婚姻、社交等的程度。

七、护理措施

(一)一般护理

发作时和发作后应卧床休息;建立良好的生活习惯,保持充足的睡眠,做到劳逸结合;减少精神刺激,如避免长时间看电视、上网、沐浴,尽量不去歌舞厅、游戏厅,禁忌游泳、蹦极、蒸汽浴等。

(二)病情观察

密切观察发作过程中有无瞳孔散大、血压升高、呼吸暂停、牙关紧闭等;观察患者发作的类型,记录发作持续时间和频率;有无大小便失禁、舌咬伤及其他外伤等;观察停止发作后患者意识是否恢复,是否有呼吸困难、头痛、行为异常等不适症状。

(三)用药护理

1.常用抗癫痫药物

常用抗癫痫药物包括卡马西平、丙戊酸钠、苯妥英钠等。癫痫发作常用药物首选地西泮,10~20 mg缓慢静脉滴注(每分钟不超过2 mg)。

2.药物治疗的注意事项

(1)抗癫痫药物不可停服,如因忘记而漏服,一般可在下一次服药时补上。

(2)缓释片不可以研碎服用。

(3)服药期间应定期检查血常规、肝功能、血红蛋白等,随时观察有无抗癫痫药物不良作用的发生。

(4)停药时应遵循缓慢减量原则,一般完全控制发作4~5年后考虑减药,减药需在2年内缓慢减量,直至停药。

(5)癫痫发作时应用地西泮,给药速度宜慢并观察患者的呼吸,出现呼吸抑制应立即停止注射,必要时给予呼吸兴奋剂。

(四)癫痫发作时的护理

(1)发作时,护理人员要迅速到患者床旁并及时通知其他医护人员。对于全面性强直-阵挛发作的患者,应尽快移开周围可能对患者造成伤害的东西,或将患者放置于安全的地方,以免患者受到伤害。

(2)勿强行移动患者。

(3)护理人员应积极采取抢救措施,将患者取平卧位,头偏向一侧,及时清除口鼻分泌物,保持呼吸道通畅。取下义齿,必要时使用压舌板,防止舌咬伤。若患者出现舌后坠,可使用舌钳将舌拖出,防止阻塞呼吸道。必要时,备好床旁吸引器和气管切开包,及时记录发作情况和抢救过程。

(4)肢体抽搐时,勿用力按压或屈曲肢体,以免造成意外伤害。

(5)发作结束后,将患者置于侧卧位,以改善呼吸情况。

(6)不能在患者完全恢复之前给予进食饮水,以防止患者发生误吸。

(五)安全护理

患者发作时立即解开患者的衣领腰带,取下活动性义齿,及时清除口鼻腔内的分泌物,保持呼吸道通畅,防止舌咬伤,置压舌板于上下臼齿之间。不得强行按压患者的肢体,防止发生骨折。在病情未得到有效控制时,应防止外伤发生;安排好患者生活,避免各种诱发因素;患者不能参加有危险的活动,如登高、驾驶、游泳及在火炉旁作业等。

(六)饮食护理

不宜过饥过饱,饮食应规律,戒烟、酒、咖啡。多食富含蛋白质、维生素的食物。

(七)心理护理

应帮助患者树立战胜疾病的信心,让患者面对现实,采取积极应对方式,配合长期药物治疗。

八、健康指导

(一)疾病知识指导

告知患者疾病的病因、诱发因素、特点等;规范化服用抗癫痫药物的重要性;癫痫对患者的职业、婚姻等各方面的影响;如何自我管理癫痫;日常生活的注意事项;如何急救等知识。

(二)用药指导

(1)遵医嘱服药:坚持长期规律服药,切忌突然停药、减药、漏服药及自行换药。

(2)定期复查:血药浓度、血常规、肝功能、肾功能。

(3)停药时机与方法:患者应在医师指导下服药和停药,停药前应有一个缓慢减量的过程,一般不少于一年。

(4)抗癫痫药物应餐后服用,以减少胃肠道反应;口服抗癫痫药物对肝、肾功能损害大,应服用护肝药物。

(三)饮食指导

患者建立良好的饮食习惯,忌辛辣刺激性食物。保持大便通畅,避免饥饿或过饱,戒除烟、酒、咖啡。

(四)日常生活指导

指导患者保持良好的生活规律,避免过度劳累、睡眠不足、情绪激动等诱发因素。指导患者注意安全,建议患者选择适当的工作,禁止从事攀高、游泳、驾驶等职业及可能危及生命的工种,不宜参加剧烈运动和重体力劳动。

第六节　重症肌无力

重症肌无力是一种神经-肌肉接头传递功能障碍的获得性自身免疫性疾病,主要由神经-肌肉接头突触后膜上乙酰胆碱受体受损引起。

一、病因

临床研究发现70%的重症肌无力患者胸腺肥大,10%～15%的患者合并胸腺瘤,4%的患者有家族史,因此多数学者认为本病是一种与胸腺异常有关的自身免疫性疾病,并与遗传因素有关。

二、临床表现

本病可见于任何年龄,小至数月,大至70～80岁。发病年龄有两个高峰:20～40岁发病者女性多于男性,约为3∶2;40～60岁发病者以男性多见,多合并胸腺瘤。少数患者有家族史。常见诱因有感染、手术、精神创伤、过度疲劳、全身性疾病、妊娠、分娩等,有时可以诱发重症肌无力危象。

(一)受累骨骼肌病态疲劳

肌肉连续收缩后出现严重无力甚至瘫痪,休息后症状减轻。肌无力于下午或傍晚因劳累后加重,晨起或休息后减轻,此种波动现象称"晨轻暮重"。

(二)受累肌肉的分布和表现

全身骨骼肌均可受累,多以脑神经支配的肌肉最先受累。肌无力常从一组肌群开始,范围逐渐扩大。首发症状常为一侧或双侧眼外肌麻痹,如上睑下垂、斜视和复视,重者眼球运动明显受限,甚至眼球固定,但瞳孔括约肌不受累。面部肌肉和口咽肌受累时出现表情淡漠、苦笑面容;连续咀嚼无力、饮水呛咳、吞咽困难;说话带鼻音、发音障碍。累及胸锁乳突肌和斜方肌时则表现为颈软、抬头困难,转颈、耸肩无力。四肢肌肉受累以近端无力为重,表现为抬臂、梳头、上楼梯困难,腱反射通常不受影响,感觉正常。

(三)重症肌无力危象

重症肌无力危象指呼吸肌受累时出现咳嗽无力甚至呼吸困难,需用呼吸机辅助通气,是致死的主要原因。

(四)胆碱酯酶抑制剂治疗有效

胆碱酯酶抑制剂治疗有效,这是重症肌无力一个重要的临床特点。

(五)病程特点

起病隐匿,整个病程有波动,缓解与复发交替。晚期患者休息后不能完全恢复。多数病例迁延数年至数十年,靠药物维持。少数病例可自然缓解。

三、治疗要点

(一)药物治疗

(1)抗胆碱酯酶药物:溴吡斯的明、溴新斯的明。

(2)肾上腺皮质激素:①冲击疗法适用于住院危重病例、已用气管插管或呼吸机者。甲泼泥龙 1 g 静脉滴注,每天 1 次,连用 3～5 天。②小剂量递增法一般从小剂量开始隔天每天早晨顿服泼尼松 20 mg,每周递增 10 mg,直到服用 60～80 mg。长期应用激素者应注意激素的不良反应,如胃溃疡出血、血糖升高、库欣综合征、股骨头坏死、骨质疏松等。

(3)免疫抑制剂:环磷酰胺、硫唑嘌呤、环孢素 A。

(4)禁用和慎用药物:氨基糖苷类抗生素、新霉素、多黏菌素、巴龙霉素等可加重神经-肌肉接头传递障碍;奎宁、奎尼丁等药物可以降低肌膜兴奋性;另外吗啡、地西泮、苯巴比妥、苯妥英钠、普萘洛尔等药物也应禁用或慎用。

(二)血浆置换法

应用正常人血浆或血浆代用品置换重症肌无力患者的血浆,以去除患者血液中的 AChR 抗体,其效果仅维持 1 周左右,需重复进行。

(三)淋巴细胞置换法

定期应用正常人血淋巴细胞替代患者血液中产生 AChR 抗体的淋巴细胞,疗效短暂。

(四)手术和放射治疗

对年轻女性、病程短、进展快的患者可行胸腺摘除术,对年龄较大、不宜手术者可行胸腺放射治疗。

(五)危象的处理

应尽快改善呼吸功能,有呼吸困难者应及时行人工呼吸,对呼吸骤停者应立即行呼吸机辅助呼吸。

(1)肌无力危象:这是最常见的危象,由抗胆碱酯酶药量不足所致,注射依酚氯铵或新斯的明后如症状减轻则可诊断。

(2)胆碱能危象:此危象情况非常少见。由抗胆碱酯酶药物过量所致,可静脉注射依酚氯铵 2 mg。若症状加重则应立即停用抗胆碱酯酶药物,待药物排除后可重新调整剂量。

(3)反拗危象:由于患者对抗胆碱酯酶药物不敏感而出现严重的呼吸困难,依酚氯铵实验无反应,此时应停止抗胆碱酯酶药物,对气管插管或气管切开的患者可采用大剂量类固醇激素治疗,待运动终板功能恢复后再重新调整抗胆碱酯酶药物剂量。

四、护理评估

(一)健康史

1.起病情况

询问起病时间与方式、病程、肌无力特点及分布区域。

2.病因与危险因素

了解患者的年龄、性别、有无家族史、有无诱发因素。多数患者初次发病一般没有明显诱因,部分患者或复发患者可先有感染、过度疲劳、精神创伤、妊娠和分娩史。

3.既往病史

询问患者既往的健康状况和曾经患过的疾病;是否有胸腺增生或胸腺瘤。

4.生活方式与饮食习惯

注意是否缺乏体育锻炼及不合理饮食;平时是否抵抗力低,容易感冒;生活是否规律,有无烟酒嗜好。

5.其他

患者的一般状况,如睡眠、二便、营养状况等。

(二)身体状况

1.生命体征

监测体温、脉搏、呼吸、血压是否异常,重点评估患者的呼吸型态,防止因呼吸肌麻痹而窒息,有无发生重症肌无力危象的危险。

2.意识状态

评估患者有无意识障碍,其类型和严重程度。

3.头颈部检查

评估两侧瞳孔的大小、对光反射是否灵敏;评估视野有无缺损,有无眼球运动受限、眼睑下垂和闭合不全;有无饮水呛咳、吞咽困难和咀嚼无力等。

4.四肢躯干检查

检查有无肢体运动和感觉障碍;评估肢体无力程度,检查四肢肌力、肌张力和关节活动。

5.神经反射

腱反射是否异常,是否有病理反射。

(三)辅助检查

评估神经肌肉电生理检查有无异常;胸腺 CT、MRI 检查有无发现胸腺增生和肥大;血、尿、脑脊液检查结果是否阳性;常规肌电图及神经传导速度是否正常;有无 T_3、T_4 升高;部分患者抗核抗体和甲状腺抗体阳性。

(四)心理-社会评估

评估患者及家属对疾病的了解,评估患者经济状况、家属对患者的关心程度等。

五、护理措施

(一)一般护理

1.活动与休息

指导患者充分休息,避免疲劳,活动适宜,选择清晨、休息后或肌无力症状较轻时进行,自我调节活动量,以省力和不感疲劳为原则。

2.生活护理

肌无力症状明显时,应协助做好洗漱、进食、个人卫生等生活护理,保持口腔清洁,防止外伤和感染等并发症。

(二)病情观察

密切观察病情:注意呼吸频率、节律与深度的改变,观察有无呼吸困难加重、发绀、咳嗽无力、唾液和喉头分泌物增多等现象;六联观察;避免感染、手术、情绪波动、过度紧张等诱发肌无力危象的因素;掌握肌无力危象的表现,随时做好抢救准备。

(三)用药护理

严格遵医嘱给予口服药物,避免因服药不当而诱发肌无力危象和胆碱能危象。应用抗胆碱酯酶药物时密切观察有无恶心、呕吐、腹痛、腹泻、出汗、流涎等不良反应;应用糖皮质激素期间要注意观察有无消化道出血、骨质疏松、股骨头坏死等并发症,应摄入高蛋白、低糖、含钾丰富的食物,必要时服用抑酸剂、胃黏膜保护剂;应用免疫抑制剂的患者加强保护性隔离,减少医源性感染。

(四)危象护理

(1)鼓励患者咳嗽和深呼吸,及时吸痰,清除口腔和鼻腔分泌物,遵医嘱给予氧气吸入,备好新斯的明、人工呼吸机等抢救药品和器材,尽快解除危象,必要时行气管插管、气管切开和人工辅助呼吸。

(2)应用机械通气后,须严格执行气管插管/气管切开的护理常规。

(3)依不同类型的危象采用不同的处理方法,严格执行用药时间和剂量,配合医师合理使用药物,同时进行对症治疗,尽快解除危象。

(五)心理护理

由于病程长且易复发,影响患者正常生活,患者精神负担重,易出现悲观、恐惧等情绪,护士应对患者做好心理护理,鼓励患者树立战胜疾病的信心。

(六)饮食护理

给予高热量、高蛋白、高维生素、富含钾钙的软食或半流食,避免干硬和粗糙食物。进食时尽量取坐位,进餐前充分休息或服药15~30分钟后产生药效时进餐,进餐时给患者充足的时间,鼓励患者少量多餐,细嚼慢咽,重症患者给予鼻饲饮食,必要时遵医嘱给予静脉营养。

(七)康复护理

1.语言康复训练

鼓励患者多与他人交流,并为其准备笔、纸、画板等交流工具,指导患者采用

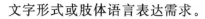

文字形式或肢体语言表达需求。

2.躯体移动障碍

注意摆放肢体功能位,注意体位变换、床上运动训练、坐位训练、站立训练、步行训练、平衡共济训练等。

六、健康指导

(一)疾病知识指导

避免感染、精神创伤、过度疲劳、妊娠、分娩等,以免加重病情,甚至诱发重症肌无力危象。重症肌无力一般预后较好,但重症肌无力危象的死亡率较高,特别1~2年内,易发生肌无力危象。

(二)用药指导

介绍所用药物的名称、剂量、常见不良反应等,指导患者遵医嘱正确服用抗胆碱酯酶药物,避免漏服、自行停服和更改剂量,防止因用药不足或过量而诱发危象或加重病情。因其他疾病就诊时应主动告知患有本病,以避免误用药物而加重病情。

(三)饮食指导

创造安静的就餐环境,减少不利因素。指导患者进食高蛋白、高维生素、高热量、富含钾钙的软食,避免干硬或粗糙食物。了解患者的吞咽情况和进食能力,发现患者进食少、体重减轻或消瘦、皮肤弹性差时及时就诊。

(四)日常生活指导

生活有规律,保证充分休息和充足睡眠,养成良好的生活习惯,多注意眼睛的休息,减少看电视的时间,劳逸结合,增强体质,预防感冒。

第五章

消化内科疾病的护理

第一节 肝 硬 化

肝硬化是一种常见的由不同病因引起的肝脏慢性、进行性、弥漫性病变。在肝细胞广泛变性和坏死基础上发生肝脏纤维组织弥漫性增生,形成再生结节和假小叶,导致正常肝小叶结构和血管解剖的破坏。病变逐渐进展、晚期出现肝功能衰竭、门静脉高压和多种并发症。

一、病因

病毒性肝炎、慢性乙醇中毒、胆汁淤积、药物或工业毒物、肝脏血液循环障碍、遗传和代谢性疾病、非酒精性脂肪性肝炎、血吸虫病、免疫紊乱、隐源性肝硬化。

二、临床表现

(一)症状

消化吸收不良、乏力、消瘦、黄疸、出血、贫血、内分泌失调等。

(二)体征

脾大、侧支循环建立、腹水。

三、治疗

保护或改善肝功能:去除或减轻病因、慎用损伤肝肾的药物、维护肠内营养、保护肝细胞。

(一)非手术治疗

(1)药物治疗。

(2)腹水治疗。

(二)手术治疗

(1)门体分流术。

(2)断流手术。

(3)脾切除术。

(4)肝移植。

四、护理评估

(一)健康史

1.患病及治疗经过

应收集患者的年龄、性别和职业,特别是患者是否有暴露于有毒物质的情况;了解患者的饮酒史、输血史;了解既往的健康状况,如是否患过病毒性肝炎或胆道疾病、是否有充血性心力衰竭或呼吸系统疾病而未给予恰当治疗、是否患有遗传和代谢性疾病、是否患有血吸虫病。

2.目前状况

评估目前的症状和体征,如有无乏力、食欲缺乏、腹胀、恶心、呕吐、出血倾向、贫血、肝掌、蜘蛛痣、门静脉高压症表现。了解患者的饮食习惯和特殊嗜好。

3.相关病史

评估有无引起肝硬化的病因,如有无病毒性肝炎、酒精中毒、胆汁淤积、循环障碍、接触工业毒物或药物史等。

(二)身体评估

1.一般状态

有无意识障碍;有无肝病面容;有无蜘蛛痣、出血点、肝掌及男性乳房发育;有无黄疸;有无消瘦;有无水肿;有无尿量减少、尿色是否正常;呼吸的频率和节律有无改变。

2.专科评估

有无腹壁静脉显露或曲张;有无腹水征,如移动性浊音阳性、脐疝、腹部膨隆、腹壁紧张度增加、腹式呼吸减弱;检查肝脾大小、表面情况、质地及有无压痛。

3.心理-社会评估

肝硬化病程漫长,随病情发展而加重,患者逐渐丧失工作能力,并因久治不愈而影响家庭生活、经济负担沉重等,使患者及其家属出现各种心理问题和应对行为的不足,如出现焦虑、抑郁、悲观等情绪,不配合医护人员或过分依赖医护人员。如患者出现性格、行为的改变,应注意与并发肝性脑病时的精神障碍相鉴别。在评估患者和家属的心理状态时,还要了解患者对疾病的认识水平和应对能力及家属对患者的态度和家庭经济状况。

(三)辅助检查

1.血常规

红细胞、白细胞、血小板均减少。

2.尿液检查

有无蛋白尿、血尿和管型尿。尿中有无胆红素、尿胆原是否增加。

3.粪便检查

粪便潜血试验是否为阳性;是否有黑便。

4.血生化检查

有无肝功能异常,有无电解质和酸碱平衡紊乱,有无血氨升高,有无氮质血症。

5.腹水检查

腹水的性质是渗出液或漏出液,是否找到病原菌或肿瘤细胞。

6.X 线钡餐造影

有无门静脉高压征象。

五、护理措施

(一)心理护理

理解关心患者,指导家属给予情感及经济支持。

(二)病情观察

(1)有无出血倾向:呕血、黑便、皮下出血等。

(2)严格记录液体出入量,定期测量腹围和体重,了解腹水的消长情况。

(3)有无肝性脑病先兆表现:观察有无情绪、性格、行为等改变。

(三)休息与活动

(1)根据病情适当休息和活动。

(2)代偿期可参加活动,但避免过度疲劳。

(3)失代偿期以卧床休息为主,适当活动,以不感疲劳为宜。

(四)饮食指导

(1)给予高热量、高维生素、优质蛋白质、低脂、低盐饮食,避免粗糙食物。

(2)肝功能明显减退或有肝性脑病先兆者给予低蛋白饮食。

(3)腹水严重者,严格限制水、钠摄入,水<1000 mL/d。

(五)腹水护理

1.体位

少量腹水者取平卧位,抬高下肢。

2.控制水、钠摄入

少食高钠食物,可适量添加食醋、柠檬汁等调味,以增加食欲。

(六)用药护理

使用利尿剂时,注意维持水、电解质和酸碱平衡,利尿速度不宜过快,每周体重减轻 0.5 kg 为宜。

六、健康指导

(一)疾病知识指导

(1)向患者和家属说明饮食治疗的原则,应避免摄入大量蛋白质及粗糙、刺激性食物,以免诱发肝性脑病、大出血等并发症,而肝功能严重受损及分流术后的患者应限制蛋白质摄入。

(2)保持乐观、稳定的情绪,树立信心。

(3)指导患者和家属重视对病毒性肝炎的防治,并积极戒酒,戒酒将有助于防止肝脏进一步纤维化和减少出血的发生。

(4)保证足够的休息,避免劳累和过度活动,逐步增加活动量,如出现头晕、心慌、出汗等症状,应卧床休息。

(5)避免咳嗽、打喷嚏、用力排便、提举重物等引起腹内压增高的因素,以免诱发曲张静脉破裂出血;选用软毛牙刷刷牙,避免牙龈出血,并注意防止外伤。

(6)指导患者及家属掌握出血先兆和肝性脑病的前驱症状,一旦发生应及时就诊。

(7)做好个人卫生,预防感染。

(二)康复指导

生活起居有规律,保证充足睡眠,合理配餐。讲解肝硬化的相关知识,避免病因和诱发因素,教会患者识别并发症的先兆表现,及早发现,及早就诊。告知患者切勿滥用保肝药物,禁止使用对肝脏有害的药物,应严格按医嘱用药,并详细介绍所用药物的名称、剂量、给药时间和方法,教会患者观察药物的不良反应,一旦出现及时就医。

(三)出院指导

严格按医嘱用药,避免服用对肝脏有损害的药物,教会患者观察药物疗效和不良反应,发现异常及时就诊。患者因皮肤瘙痒和长期卧床等因素,易发生皮肤破损和继发感染,故告知患者沐浴时应避免水温过高和使用刺激性强的皂类及沐浴液,沐浴后可用性质柔和的润肤品;皮肤瘙痒者勿用手抓搔,以免皮肤破损,可给予止痒处理。

第二节　急性胰腺炎

急性胰腺炎是指多种病因导致胰酶在胰腺内被激活引起胰腺组织自身消化、水肿、出血,甚至坏死的炎症反应。

一、病因

胆道疾病、过量饮酒、暴饮暴食、十二指肠液反流、创伤、胰腺血液循环障碍、饮食因素、感染因素、药物因素等。

二、临床表现

(一)症状

腹痛、腹胀、恶心、呕吐、发热、黄疸、休克及脏器功能衰竭。

(二)体征

1.腹膜炎

急性水肿性胰腺炎压痛多局限于中上腹部,无明显腹肌紧张。急性出血坏死性胰腺炎压痛明显,有肌紧张和反跳痛,逐渐波及全腹,肠鸣音减弱或消失,移动性浊音多为阳性。

2.皮下出血

少数患者于腰部、季肋部和下腹部皮肤出现大片青紫瘀斑,称 Grey-Turner征;若出现在脐周,称 Cullen 征。主要由胰液外溢至皮下组织间隙,溶解皮下脂肪,使毛细血管破裂出血所致。

三、治疗

治疗原则为减轻腹痛、减少胰腺分泌、防止并发症。

(一)非手术治疗

(1)禁食,胃肠减压。

(2)补液,防治休克。

(3)抑制胰腺分泌和胰酶活性。

(4)镇痛、解痉。

(5)营养支持。

(6)预防和控制感染。

(7)中药治疗。

(二)手术治疗

清除胰腺或胰周坏死组织或规则性胰腺切除,腹腔灌洗引流。

四、护理评估

(一)健康史

1.患病及诊治经过

评估患者既往有无胆道疾病或慢性胰腺炎病史;近期有无腹部手术、外伤、感染及用药等诱发因素;评估患者的饮食习惯,有无长期大量饮酒、暴饮暴食等。

2.目前状况

评估患者有无腹痛、腹胀、恶心、呕吐、发热、血尿淀粉酶增高等症状。

3.相关病史

询问患者既往有无胆道疾病、胰管梗阻、十二指肠邻近部位病变,有无大量饮酒及暴饮暴食等诱因。

(二)身体评估

1.一般状态

评估患者的意识、生命体征,有无呼吸窘迫综合征,如呼吸音减弱、口唇发绀、呼吸加快等;评估患者皮肤的温度、皮肤黏膜的色泽、尿量,是否有休克的表现及其程度。

2.专科评估

腹痛的部位、性质、程度及时间;腹胀的程度,是否伴有腹膜刺激征、肠鸣音的改变及移动性浊音;是否伴有呕吐,呕吐的次数、呕吐物的性状和量。

3.心理-社会评估

由于本病具有发病急、进展快、病情凶险且花费大等特点,常使患者及家属产生焦虑、恐惧、失眠等消极情绪。应评估患者的社会地位、工作职务、经济状况,对疾病治疗、预后的了解程度及其反应,对治疗、护理的配合,对长期接受治疗的心理反应,对防止胰腺炎复发和有关疾病康复知识的掌握情况,家属是否能为患者提供精神和物质的支持。

(三)辅助检查

1.淀粉酶测定

血清淀粉酶超过 500 U 即可确诊。

2.血常规

白细胞计数增高。

3.X 线检查

胸、腹平片对诊断有无胸腔积液、肠梗阻有帮助。

4.CT 检查

有助于胰腺水肿或坏死及程度的判断。

五、护理措施

(一)心理护理

给予安抚,采取松弛疗法,消除恐惧感。

(二)病情观察

(1)严密观察生命指征、神志及尿量的变化。

(2)观察呕吐物或胃肠减压引流物的性状和量,记录 24 小时出入量。

(3)观察腹痛部位、性质、持续时间,有无腹肌紧张、压痛、反跳痛,提示并发腹膜炎,立即报告,对症处理。

(4)遵医嘱定时采集血、尿标本,观察血、尿淀粉酶、血清电解质变化。

(三)舒适卧位

绝对卧床休息,协助采取舒适体位,减轻腹痛,加设床挡,防止坠床。

(四)饮食护理

(1)急性期禁食,必要时胃肠减压,禁食时每天补液 2 000~3 000 mL。

(2)症状消失,血、尿淀粉酶基本正常后,可进少量清淡流食,然后逐渐改成

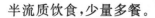

半流质饮食,少量多餐。

(五)胃肠减压护理

保持负压,定时观察引流液的性状和量,保持引流通畅,防止管道受压、滑脱。

六、健康指导

(一)疾病知识指导

向患者及家属讲解急性胰腺炎的有关知识,强调预防的重要性,积极治疗胆道疾病,戒酒,预防感染,防止诱发胰腺炎。介绍本病的主要诱发因素和疾病的过程,教育患者积极治疗胆道疾病,注意防治胆道蛔虫。

(二)康复知识指导

指导患者遵医嘱服药并了解服药须知,如药名、作用、每次剂量、用药途径、不良反应和注意事项。指导患者及家属掌握饮食卫生知识,患者平时应养成规律进食习惯,避免暴饮暴食。腹痛缓解后,应从少量低脂、低糖饮食开始逐渐恢复正常饮食,忌油腻,应避免刺激性强、产气多、高脂肪和高蛋白食物,戒除烟酒,防止复发。

(三)出院知识指导

出院后4~6周避免过度疲劳和举重物。要保持良好的情绪,充分休息,适当参加活动,做到劳逸结合。教会患者自我观察,定期复查。如发现腹部肿块逐渐增大,并有腹痛、腹胀、呕吐等症状,需及时就医。注意腹部保暖,恶心、呕吐、腹痛等及时就诊。

第三节 慢 性 胃 炎

慢性胃炎是由各种病因引起的胃黏膜慢性炎症。

一、病因

幽门螺杆菌(Hp)感染、十二指肠-胃反流、自身免疫、年龄因素和胃黏膜营养因子缺乏。

二、临床表现

(一)症状

有症状者表现为消化不良,如上腹痛(呈持续性胀痛、钝痛或烧灼痛)、饱胀、嗳气、反酸、恶心、食欲缺乏等症状。一般情况下这些症状无明显节律性,多数进食后较重,空腹时较舒适。

(二)体征

体征多不明显,有时可有上腹部轻压痛。

三、治疗

消除和避免引起胃炎的有害因素,根除 Hp,给予胃黏膜保护药和对症治疗。

(一)对因治疗

Hp 感染时口服丽珠胃三联;胃食管反流时使用助消化及改善胃动力药物;自身免疫可考虑用糖皮质激素;胃黏膜营养因子缺乏可补充复合维生素,改善胃肠营养。

(二)对症治疗

适度抑制或中和胃酸,缓解症状、保护胃黏膜。

四、护理评估

(一)健康史

1.患病及诊治经过

询问有关疾病的病因及诱因;询问疼痛及伴随的症状。

2.目前状况

收集患者药物使用情况,是否长期大量服用非甾体类抗炎药,是否服用降压药、铁剂、糖皮质激素等药物。了解患者的饮食情况,是否长期摄食粗糙、过冷、过热和刺激性的食物,是否长期饮用咖啡、浓茶和烈酒,是否吸烟。

3.相关病史

询问患者曾患过哪些疾病,如肝硬化、门静脉高压症、慢性右心衰竭、高血压、动脉硬化、糖尿病、肾功能不全、尿毒症等,了解患者家族中有无患有慢性胃炎同类疾病。

(二)身体评估

1.一般状态

评估患者腹痛的部位、性质和程度;观察呕吐物和粪便的颜色、量、次数和性状;观察患者有无食欲缺乏、反酸、嗳气、腹胀等消化不良的症状;自身免疫性胃炎的患者应观察有无贫血及其程度、体重下降等情况,监测血红蛋白和血清白蛋白的变化;急性胃出血者应观察生命体征、温度、尿量、皮肤弹性等。

2.专科评估

有无上腹部轻压痛。

3.心理-社会评估

评估患者心理状态,有无长期精神紧张、抑郁、情绪波动等状况发生。

(三)辅助检查

1.胃镜和胃黏膜活组织检查

有无非萎缩性胃炎与萎缩性胃炎的镜下表现,胃黏膜活组织检查有无炎症、萎缩和肠化生。

2.Hp 检测

是否为阳性。

3.自身免疫性胃炎的相关检查

壁细胞抗体(PCA)和内因子抗体(IFA)是否为阳性。

4.血清胃泌素 G17、胃蛋白酶原 I 和 II 测定

血清胃泌素 G17 水平是否升高或下降,胃蛋白酶原 I 和(或)胃蛋白酶原 I / II 比值是否正常或下降。

五、护理措施

(一)心理护理

向患者讲解精神紧张不利于缓解症状,帮助患者稳定情绪、树立信心。

(二)休息与体位

患者应注意休息,减少活动,因急性应激造成者应卧床休息。

(三)饮食护理

饮食应有规律。以少渣、高热量、高维生素、高蛋白质、易消化的温凉饮食为宜,避免刺激性食物,急性大出血或呕吐频繁时应禁食。

（四）病情观察

患者出现腹痛、恶心、呕吐等症状时，注意观察腹痛的部位、性质、持续时间；呕吐物的颜色、性质及量，及时告知医师，做出相应处理。

（五）药物治疗护理

（1）禁用或慎用对胃黏膜有刺激的药物。

（2）抑制胃酸药物于饭前服用，抗生素类于饭后服用。

（3）讲解药物的作用、不良反应及服用注意事项。

六、健康指导

（一）疾病知识指导

（1）介绍本病的发生原因和预后，避免诱发因素。

（2）注意劳逸结合，保持心情愉快，避免过劳及餐后从事重体力活动。

（3）鼓励患者戒除烟酒。

（4）建立合理的饮食习惯和结构，如避免进食各种过冷、过酸、过辣、过硬、过咸、过甜及过分粗糙的食物，定时定量和细嚼慢咽等；注意饮食卫生。

（二）康复指导

教育患者保持良好心理状态，平时生活要有规律，合理安排工作和休息时间，注意劳逸结合，积极配合治疗。向患者及家属介绍所服药物的作用、剂量、疗程及常见的不良反应等，指导患者遵医嘱按时服药，不能随便停药或减量，慎用或勿用非甾体类抗炎药等损害胃黏膜的药物。

（三）出院指导

根据患者的病因、具体情况进行指导，如避免使用对胃黏膜有刺激性的药物，必须使用时应同时服用制酸剂或胃黏膜保护剂。并指导患者避免诱发因素，介绍药物的不良反应，如有异常及时复诊，定期门诊检查。

第四节　上消化道出血

上消化道出血是指 Treitz 韧带以上的消化道，包括食管、胃、十二指肠、胰腺、胆道等病变引起的出血及胃-空肠吻合术后的空肠病变出血。

一、病因

（1）上消化道疾病：食道疾病和损伤；胃、十二指肠疾病；空肠疾病。

（2）门静脉高压引起食管胃底静脉曲张破裂出血或门脉高压性胃病。

（3）上消化道邻近器官或组织的疾病：胆道出血；胰腺疾病；其他，如主动脉瘤、肝或脾动脉瘤破裂入食管等。

（4）全身性疾病：血液病、尿毒症、血管性疾病、风湿性疾病、应激相关胃黏膜损伤、急性传染性疾病。

二、临床表现

（一）症状

1.呕血与黑便

呕血与黑便是上消化道出血的特征性表现。

2.失血性周围循环衰竭

患者可出现头昏、心悸、乏力、出汗、口渴、晕厥等一系列组织缺血的表现。

3.发热

大量出血后，多数患者在 24 小时内出现发热，一般不超过 38.5 ℃，可持续3～5 天。

4.氮质血症

氮质血症可分为肠源性氮质血症、肾前性氮质血症和肾性氮质血症。

5.血常规

上消化道大量出血后，均有急性失血性贫血。出血早期血红蛋白浓度、红细胞数与血细胞比容的变化可能不明显，经 3～4 小时后，因组织液渗入血管内，使血液稀释，才出现失血性贫血的血象改变。

（二）体征

多有上腹部压痛，出血量＜400 mL 时可无其他明显体征，出血量多则可有贫血貌、精神萎靡、四肢皮肤苍白湿冷、血压下降等。若有肝脾大、腹水、肝掌、血管痣应考虑肝硬化门静脉高压；中上腹部包块，形体消瘦应除外胃癌；右上腹痛、墨菲征阳性，应考虑胆道出血。

三、治疗

（1）迅速补充血容量，纠正水电解质失衡。

(2)预防和治疗失血性休克,给予止血治疗。

(3)积极进行病因诊断和治疗。

四、护理评估

(一)健康史

1.患病及治疗经过

了解患者有无门静脉高压、上消化道及邻近器官或组织疾病,以及其他全身性疾病。询问患者是否存在饮食不当、劳累过度、精神紧张、长期嗜酒或长期服用损伤胃肠黏膜药物等诱因。

2.目前状况

评估患者体温、脉搏和血压,观察患者的面色,评估有无失血性周围循环衰竭。评估患者呕血与黑便的量、颜色和性状;判断出血的量、部位及时间;询问患者疼痛的性质、部位、程度,与饮食和睡眠的关系、药物使用情况、生活方式。

3.相关病史

询问患者有无上消化道出血的疾病,如食管疾病、胃十二指肠疾病、门静脉高压症、肝胆疾病及血管疾病等。

(二)身体评估

1.一般状态

有无痛苦表情,生命体征是否正常,有无反酸、嗳气等胃肠道症状,有无失眠、多汗等自主神经功能失调的表现。

2.专科评估

有无上腹部固定压痛点,有无压痛、反跳痛和肌紧张,有无胃肠蠕动波。

3.心理-社会评估

指导患者保持安静有利于止血;紧张、恐惧的心理会使肾上腺素分泌增加,血压增高可诱发和加重出血。

(三)辅助检查

1.实验室检查

测定红细胞、白细胞和血小板计数,血红蛋白浓度、血细胞比容、肝功能、肾功能、大便常规等。

2.内镜检查

内镜检查是上消化道出血病因诊断的首选检查方法。

3.X线钡剂造影检查

对明确病因亦有价值,主要适用于不宜或不愿进行内镜检查者。

4.其他

放射性核素扫描或选择性动脉造影,如腹腔动脉、肠系膜上动脉造影,帮助确定出血部位,适用于内镜及X线钡剂造影未能确诊而又反复出血者。

五、护理措施

(一)体位与保持呼吸道通畅

大出血时患者取平卧位并将下肢略抬高,以保证脑部供血。呕吐时头偏向一侧,防止窒息或误吸;必要时用负压吸引器清除气道内的分泌物、血液或呕吐物,保持呼吸道通畅,给予吸氧。

(二)治疗护理

立即建立静脉通道,配合医师速度、准确地实施输血、输液、各种止血治疗及用药等抢救措施,并观察治疗效果及不良反应。对老年患者和心肺功能不全者尤应注意输液的速度。

(三)饮食护理

急性大出血伴恶心、呕吐者应禁食。少量出血无呕吐者,可进温凉、清淡流食,出血停止后改为营养丰富、易消化、无刺激性半流质、软食,少量多餐,逐步过渡到正常饮食。

(四)心理护理

解释安静休息有利于止血,关心、安慰患者。抢救工作应迅速而不忙乱,以减轻患者的紧张情绪。经常巡视,大量出血时陪伴患者,使其有安全感。呕血或解黑便后及时清除血迹、污物,以减少对患者的不良刺激。

(五)病情监测

1.监测指标

(1)生命指征。

(2)精神和意识状态。

(3)观察皮肤和甲床色泽,肢体温暖或湿冷情况,周围静脉特别是颈静脉充盈情况。

(4)准确记录出入量。

(5)观察呕吐物和粪便的性质、颜色及量。

(6)定期复查血红蛋白浓度、红细胞计数、血细胞比容、网织红细胞计数、血尿素氮、大便潜血,以了解贫血程度、出血是否停止。

(7)监测血清电解质和血气分析的变化。

2.周围循环状况的观察

如患者烦躁不安、面色苍白、皮肤湿冷、四肢冰凉提示体循环血液灌注不足;而皮肤逐渐转暖、出汗停止则提示血液灌注好转。

3.出血量的估计

(1)大便潜血试验阳性提示每天出血量>5 mL。

(2)出现黑便表明出血量在 70 mL 以上,胃内积血量达 250～300 mL 时可引起呕血。

(3)1 次出血量在 400 mL 以下时,可因组织液与脾贮血补充血容量而不出现全身症状。

(4)出血量超过 400 mL,可出现头晕、心悸、乏力等症状。

(5)出血量超过 1 000 mL,临床即出现急性周围循环衰竭的表现,严重者引起失血性休克。

4.患者原发病的病情观察

例如肝硬化并发上消化道大量出血的患者,应注意观察有无并发感染、黄疸加重、肝性脑病等。

5.休息与活动

精神上的安静和减少身体活动有利于出血停止。少量出血者应卧床休息,大量出血者绝对卧床休息,协助患者取舒适体位并定时变换体位,注意保暖,治疗和护理工作应有计划集中进行,以保证患者的休息和睡眠。病情稳定后,逐渐增加活动量。

6.安全的护理

轻症患者可起身稍事活动,可上厕所大小便。但应注意有活动性出血时,患者常因有便意而至厕所,在排便时或便后起立时晕厥。指导患者坐起、站起时动作缓慢;出现头晕、心慌、出汗时立即卧床休息并告知护士;必要时由护士陪同或暂时改为床上排泄。重症患者应多巡视,用床栏加以保护。

7.生活护理

限制活动期间,协助患者完成个人日常生活活动,例如进食、口腔清洁、皮肤清洁、排泄;卧床者特别是老年人和重症患者注意预防压疮;呕吐后及时漱口;排便次数多者注意肛周皮肤清洁和保护。

六、健康指导

(一)疾病知识指导

介绍引起上消化道出血的病因及诱因,帮助患者及家属掌握自我护理的有关知识,减少再度出血的危险;患者及家属应学会早期识别出血征象及应急措施,若发现呕血、黑便或便血等及时就诊;慢性病者应定期随访。

(二)康复指导

(1)注意饮食卫生和饮食的规律;进食营养丰富、易消化的食物;避免过饥或暴饮暴食;避免粗糙、刺激性食物,或过冷、过热、产气多的食物、饮料;应戒烟、戒酒。

(2)生活起居有规律,劳逸结合,保持乐观情绪,保证身心休息;避免长期精神紧张、过度劳累。

(3)在医师指导下用药,以免用药不当。

(三)出院指导

患者及家属应学会早期识别出血征象及应急措施,出现头晕、心悸等不适,或呕血、黑便时,立即卧床休息,保持安静,减少身体活动;呕吐时取侧卧位以免误吸;病情严重时立即送医院治疗;慢性病者定期门诊随访。

第五节 消化性溃疡

消化性溃疡指发生在胃、十二指肠的慢性溃疡,即胃溃疡和十二指肠溃疡。

一、病因

(1)Hp感染。

(2)非甾体抗炎药:如阿司匹林、吲哚美辛。

(3)胃酸及胃蛋白酶:对黏膜自身消化。

(4)其他因素:吸烟、遗传因素、胃和十二指肠运动异常、应激。

二、临床表现

(一)症状

(1)腹痛:钝痛、灼痛、胀痛甚至剧痛,或呈饥饿样不适感。胃溃疡疼痛多在餐后 0.5～1 小时出现;十二指肠溃疡疼痛多在餐后 3～4 小时出现,称空腹痛。

(2)反酸、嗳气、恶心、呕吐、食欲减退,唾液分泌增多等胃肠道症状,也可有失眠、多汗、脉缓等自主神经功能失调的表现。

(二)体征

活动期可有上腹部压痛,压痛点比较固定和局限,伴或不伴局部肌紧张,程度较轻;缓解期则无明显体征。如有反跳痛和肌紧张等则提示溃疡穿孔伴有周围组织炎症反应。

三、治疗

治疗原则为消除病因、愈合溃疡,控制症状、防止复发和避免并发症。消化性溃疡如没有并发症,大多数无须进行手术治疗,因手术后有时出现术后并发症和后遗症,所以应采取谨慎态度。外科治疗仅限于上消化道大出血、溃疡穿孔和瘢痕性幽门梗阻等并发症患者。

(一)消除病因

停用对胃有刺激的药物,改变不良嗜好,如戒烟、酒等。

(二)控制症状

应用抑酸药物控制症状,如泮托拉唑、奥美拉唑。

(三)根除 Hp

口服丽珠胃三联。

四、护理评估

(一)健康史

1.患病及诊治经过

询问有关疾病的诱因和病因。收集患者疼痛(性质、部位、程度、与饮食和睡眠的关系)、药物使用情况、饮食习惯、饮酒史、吸烟史、生活方式(工作、休闲、运动、压力和日常应对措施)。

2.目前状况

询问疼痛发作过程。

3.相关病史

本病病程长,有周期性发作和节律性疼痛的特点,如不重视预防和正规治疗,病情可反复发作并产生并发症,故应评估患者及家属对疾病的认识程度。

(二)身体评估

1.一般状态

有无消瘦、贫血面貌,有无痛苦表情,生命体征是否正常,有无反酸、嗳气等胃肠道症状,有无失眠、多汗等自主神经功能失调的表现。

2.专科评估

有无上腹部固定压痛点,有无压痛、反跳痛和肌紧张,有无胃肠蠕动波。

3.心理-社会评估

评估患者的生活方式、家庭状况和职业,同时判定生活环境中的压力源及解决压力的应对方式。评估患者及家属对疾病的认识程度,评估患者有无焦虑或恐惧等心理,社会的支持状况如何,患者得到的社区保健资源和服务如何。

(三)辅助检查

1.胃镜和胃黏膜活组织检查

胃镜可见溃疡多呈圆形、椭圆形或线形,边缘光滑,底部有灰白色或灰黄色渗出物,溃疡周围黏膜可充血、水肿,可见皱襞向溃疡集中。

2.X 线钡餐检查

有无龛影及其部位。

3.Hp 检测

是否为阳性。

4.粪便潜血试验

阳性提示溃疡有活动。

5.血常规

有无血红蛋白含量和红细胞计数减少。

五、护理措施

(一)休息与体位

急性期患者应卧床休息;合并有上消化道大出血时应绝对卧床休息;恢复期

适量运动,避免过度劳累。

(二)饮食护理

指导患者饮食规律。溃疡活动期患者不适时可少量进食,不宜过饱。选择易消化、营养丰富的食物,避免刺激性食物、饮料,戒烟、酒,食物勿过热、过冷。若合并上消化道出血、消化道梗阻、穿孔时,应禁食。

(三)病情观察

(1)观察生命体征的改变,重点观察腹痛的性质、部位、时间,呕吐物及粪便的颜色、性质、次数和量并做好记录。发现异常及时告知医师立即处理。

(2)并发症的观察:若患者出现面色苍白、头晕、冷汗、脉搏细速、血压下降,提示有出血;若上腹剧痛、腹肌强直伴反跳痛提示穿孔;若上腹疼痛失去规律且粪便潜血持续阳性、进行性消瘦、贫血,提示有癌变的可能。若怀疑有外科急腹症时,禁用镇痛药,待排除急腹症后,方可行腹部热敷或按医嘱给予药物治疗。

(四)药物治疗护理

遵医嘱用药,解痉药应餐前 1 小时服用;抗酸药应饭后 2 小时和睡前嚼服,避免与奶制品、酸性食物及饮料同服;H_2受体拮抗剂及质子泵抑制剂应在餐中或餐后立即服用。注意有无口干、视物模糊、尿潴留、腹泻、头晕等不良反应。

(五)心理护理

消除患者焦虑、急躁情绪,保持其乐观心态。

六、健康指导

(一)疾病知识指导

(1)应注意避免暴饮暴食,进食时注意细嚼慢咽,避免物理性刺激和化学性刺激的食物,建立合理的饮食习惯和结构。

(2)保持乐观情绪,减少精神刺激因素,必要时可服用地西泮等药物以消除精神紧张和焦虑。学习一些放松技巧,如打太极、讲笑话等,以应对压力。

(3)鼓励患者戒除烟、酒。

(4)在好发季节注意观察有无疾病症状的发生,如有症状应立即服药。

(5)如疼痛节律发生改变或出现呕血、黑便时应立即就医。

(6)注意劳逸结合,避免过劳。

(二)康复指导

指导和教会患者如何服用药物及药物常见的不良反应,并告知其不能随便停药或减量,以防酸反弹导致溃疡复发。在日常疼痛和发热的治疗上,鼓励患者使用非甾体类抗炎药。慎用或勿用致溃疡药物,如阿司匹林、咖啡因、泼尼松等,必须使用的患者可遵医嘱使用对胃黏膜损伤小的同类药物。

(三)出院指导

术后患者应少食多餐,定时定量,进餐时不宜喝水,选择合适的锻炼方式,提高机体抵抗力,定期复诊,剧烈疼痛时及时就诊。

第六章

肾内科疾病的护理

第一节　急性肾小球肾炎

急性肾小球肾炎(acute glomerulonephritis,AGN)是以急性肾炎综合征为主要临床表现的一组原发性肾小球肾炎,是以血尿、蛋白尿、水肿、高血压、少尿和肾小球滤过率下降为特点的常见肾小球疾病。本病有多种病因,临床上常见的是链球菌感染后急性肾小球肾炎,也可因其他细菌或病原微生物(病毒、立克次体、螺旋体、支原体、真菌、原虫、寄生虫)感染后急性起病。

一、病因

本病常由β溶血性链球菌"致肾炎菌株"感染所致,常见于上呼吸道感染、猩红热、皮肤感染等链球菌感染后。感染的严重程度与急性肾炎的发生和病变轻重并不完全一致。本病主要是由感染所诱发的免疫反应引起。

二、临床表现

本病起病急,临床表现轻重不一,多数患者呈一过性镜下血尿,严重者可有急性肾衰竭表现。大部分患者常有链球菌所致的前驱感染史,如急性化脓性扁桃体炎、咽炎、淋巴结炎、皮肤感染等,潜伏期一般为1~3周,经前驱期感染后,原发感染灶的临床表现大部分消失后急性起病。

(一)一般表现

1.血尿

几乎全部患者均有肾小球源性血尿,是该病起病的首发症状,以镜下血尿为主,也有40%患者呈肉眼血尿,其尿色呈均匀的棕色浑浊或洗肉水样,无血凝块,通常肉眼血尿2周后即转为镜下血尿,少数持续3~4周,镜下血尿持续时间较长,3～6个月或更久。

2.蛋白尿

多数患者尿蛋白检测呈阳性,一般蛋白定量在 0.5～3.5 g/24 h,常为非选择性蛋白尿,尿蛋白数天至数周后转阴。少数患者尿蛋白可达 3.5 g/24 h 以上,此类患者病程易迁延不愈,其预后不良。

3.水肿

水肿见于 80% 以上的患者,为多数患者就诊的首发症状。见于起病早期,主要由于原发性肾性水钠潴留引起,开始仅累及眼睑及颜面,晨起重,呈"肾炎面容",或伴双下肢凹陷性水肿;重者延及全身,呈非凹陷性,或可伴有胸腔积液、腹水,一般在 2 周左右自行利尿消肿,如患者有血管通透性增加、低蛋白血症及心力衰竭等症状均可加重水肿。如果水肿持续发展,常提示预后不佳。

4.高血压

高血压见于 30%～80% 的患者,老年人更多见,常表现为轻至中度的血压增高,舒张压上升,但很少超过 16.0 kPa(120 mmHg),不伴有眼底改变。该症状是由水钠潴留、血容量增加所致,高血压程度常与水肿的程度平行,随着利尿消肿,血压也恢复正常,如血压持续升高或不降,表明肾脏病变严重。

5.肾功能减退

多数患者起病初期有尿量减少,常<500 mL/24 h,因此,可引起一过性氮质血症,血肌酐及尿素氮略有升高,严重者可出现急性肾衰竭。2 周后尿量逐渐增加,氮质血症恢复,仅有少数患者(<5%)可由少尿进展为无尿,其肾功能不能恢复,提示预后不佳。

(二)全身表现

常有乏力、恶心、呕吐、头晕、嗜睡、视物模糊、腰部钝痛等。

(三)并发症

可并发充血性心力衰竭、脑病和急性肾衰竭。高血压脑病发生时,持续时间较短,表现为剧烈头痛、呕吐、嗜睡、神志不清,严重者有惊厥及昏迷。

三、治疗

本病为自限性疾病,其治疗原则:卧床休息、对症治疗,预防并发症,促进肾功能恢复,急性肾衰竭且有透析指征者,应及时给予短期透析治疗。

(一)休息

卧床休息是治疗本病的基本手段,尤其是急性期,一般持续 2 周,至肉眼血尿消失,水肿消退,血压恢复正常。

(二)饮食

对于水肿严重及高血压患者应无盐或低盐饮食;水肿且少尿者应控制入水量;肾功能损伤、氮质血症者,应限制蛋白质入量,予优质低蛋白饮食,并限制钾的摄入量。

(三)对症治疗

水肿者给予利尿治疗;血压高者及时给予降压药,以防止心脑血管并发症;血钾高者防治高钾血症,限制食物中钾的摄入量,适当应用排钾利尿药,如有必要可行透析治疗。对心功能差的患者严密观察病情,积极进行利尿降压治疗,必要时使用加强心功能药物,减轻心脏前后负荷。如果以上方法仍不能控制心力衰竭,可行血液透析滤过脱水治疗。

(四)控制感染灶

有呼吸道或皮肤感染者,应选用无肾毒性抗生素治疗,反复发作慢性扁桃体炎患者,可待病情稳定后行扁桃体摘除手术,手术前后应用青霉素2周。

四、护理评估

(一)一般评估

1.生命体征(T、P、R、BP)

感染未控制时可有发热;水钠潴留致血容量增加可有血压升高,心率、呼吸加快。

2.患者主诉

发病前有无上呼吸道感染或皮肤感染;有无尿量减少、肉眼血尿;水肿发生的部位,有无腹胀等。

3.相关记录

身高、体重、饮食、睡眠及排便情况等。

(二)身体评估

1.视诊

皮肤是否完好,有无感染病灶;水肿的部位及程度等。

2.触诊

(1)测量腹围:观察有无腹水征象。

(2)观察颜面及全身水肿情况:根据每天水肿的部位记录情况与患者尿量情

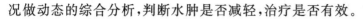

况做动态的综合分析,判断水肿是否减轻,治疗是否有效。

3.叩诊

腹部有无移动性浊音、有无胸腔积液,心界有无扩大。

4.听诊

两肺有无湿啰音和哮鸣音。

(三)心理-社会评估

了解患者对疾病的认识程度,有无因疾病而产生焦虑、恐惧等不良情绪。评估患者家庭及社会的支持情况。

(四)辅助检查结果评估

1.ASO 测定

ASO 滴度高低与链球菌感染有关,滴度明显升高说明近期有链球菌感染,但早期应用青霉素后,滴度可不高。

2.补体测定

血清补体的动态变化是急性链球菌感染后急性肾炎的重要特征,发病初期补体 C3 明显下降,8 周内渐恢复正常。

(五)主要用药的评估

1.利尿剂

治疗时尤其注意有无电解质紊乱,有无出现嗜睡、精神萎靡、呕吐、厌食、心音低钝、肌张力低或惊厥等症状。

2.抗生素

应注意有无肾毒性。

五、主要护理诊断/问题

(一)体液过多

体液过多与肾小球滤过率下降导致水钠潴留有关。

(二)有皮肤完整性受损的危险

有皮肤完整性受损的危险与皮肤水肿有关。

六、护理措施

(一)一般护理

(1)执行内科一般护理常规。

（2）卧位与休息：急性期应绝对卧床休息（一般为 2～3 周），直至肉眼血尿消失、水肿消退，以及血压恢复正常方可逐步增加活动量；病情稳定者可从事一些轻体力活动，避免重体力活动及劳累。避免受寒受湿，以免寒冷引起肾小动脉痉挛，加重肾脏缺血。

（二）饮食护理

1.低盐饮食

发病初期，饮食控制非常重要，原则上给予低盐饮食并控制进水量。每天<3 g，尤其是有水肿及高血压时。血压很高且水肿严重者应给予无盐饮食，每天入液量限制在 1 000 mL 以内。尿闭者按急性肾衰竭处理。无水肿、高血压者及肾功能正常者不必限制钠盐的摄入。

2.蛋白质

肾功能正常者蛋白质摄入量正常，为 1～1.2 g/(kg·d)；肾功能减退者应限制蛋白摄入，按蛋白质 0.6 g/(kg·d)计算。同时要给予优质低蛋白饮食，并适当增加碳水化合物的摄入；氮质血症时限制蛋白质摄入，必要时静脉补充氨基酸；透析患者不限制蛋白摄入。

3.维生素及微量元素

保证足够的维生素及微量元素的摄入，多食各种水果及蔬菜。

4.限制钾的摄入

少尿期患者，即每天尿量<500 mL 者应限制高钾食物的摄入，如香蕉、橘子、绿叶蔬菜等。

5.限制磷的摄入

慢性肾小球肾炎患者应控制磷的摄入，如含磷高的动物内脏及各类坚果等。

（三）用药护理

1.利尿剂、降压药及抗菌药物

肾性水肿常用的利尿剂为袢利尿剂，包括呋塞米和布美他尼，疗效不明显者加用保钾利尿剂，以螺内酯为宜。但是保钾利尿剂长期使用可引起高血钾。所以长期使用螺内酯的患者应密切观察患者是否有心律失常、四肢及口周麻木、极度疲乏、肌肉酸疼、四肢苍白湿冷、恶心呕吐和腹痛等高血钾的临床表现。

利尿剂的使用宜短期或间歇用药。过度利尿可造成血容量不足和长期用药对肾脏的毒副作用，以及加重水、电解质紊乱和酸碱平衡失调。

要密切观察药物的疗效及可能出现的不良反应，如袢利尿剂使用后大量排

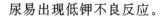

尿易出现低钾不良反应。

2.降压药

轻度高血压一般可加强水、盐控制及利尿。对于血压过高者目前都主张用血管紧张素转化酶抑制剂,如卡托普利、依那普利和苯那普利,若未能控制可加用氨氯地平(络活喜);还有血管紧张素Ⅱ受体拮抗剂氯沙坦和缬沙坦。它们既可降低全身高血压,又可以降低肾小球高血压,还可改善或延缓多种病因引起的轻至中度肾功能不全的进程。使用降压药过程中应密切观察是否出现皮疹、瘙痒、疲乏、眩晕,或者剧烈咳嗽、味觉异常及出现高血钾的不良反应。α受体阻滞剂类降压药代表药物有酚妥拉明、酚苄明、哌唑嗪、特拉唑嗪,还有一种进口药为育亨宾。主要的不良反应是直立性低血压,所以使用此类降压药在给患者变换体位时动作要慢,预防直立性低血压的出现。

3.抗生素

遵医嘱应用无肾毒性的抗生素,防止感染,严格无菌操作,限制探视人员。

4.糖皮质激素和免疫抑制剂

原发性肾小球肾病、急进性肾炎早期和部分慢性肾小球肾炎患者,常需糖皮质激素和(或)免疫抑制剂的治疗。

(四)病情观察

(1)严密监测 24 小时尿量,便于评估患者是否处于少尿期、多尿期或恢复期。每天准确记录液体出入量,尿量在水肿时减少,一天尿量在 400～700 mL,持续 2 周后逐渐增加。

(2)密切观察水肿变化,70％～90％的患者有水肿,轻重不等。清晨起床时可见眼睑水肿,下肢及阴囊水肿较明显。每天需评估水肿消长情况,是否有胸腔积液、腹水、心包积液的表现。观察水肿的部位、程度、范围。

(3)观察血压变化,多为轻至中度血压增高,见于 70％～90％的患者。成人多在 20.0～24.0/12.0～13.3 kPa(150～180/90～100 mmHg)上下,经常有波动,多数在 2 周左右趋于正常。偶可见严重的高血压,舒张压很少超过 16.0 kPa(120 mmHg),如血压持续升高且 2 周以上无下降趋势者表明肾脏病变严重,应及早治疗。

(4)监测血肌酐、血尿素及内生肌酐清除率变化,如血肌酐、尿酸进行性升高提示病情恶化;同时监测血清电解质变化,重点关注有无高钾血症。

(5)密切观察全身表现:儿童常有发热,有时高达 39 ℃,伴有畏寒,成人可感腰酸、腰痛,少数有尿频、尿急。患者可有疲乏、厌食、恶心、呕吐、嗜睡、头晕、视物模糊(与高血压程度及脑缺血、脑水肿有关)及鼻出血等。

(五)健康教育

1.休息与饮食

嘱患者加强休息,以延缓肾功能减退。避免受凉、潮湿,防止呼吸系统感染及泌尿系统感染,切忌劳累。向患者解释优质低蛋白、低磷、低盐、高热量、富含维生素饮食的重要性,指导患者根据自己的病情选择合适的食物和量。

2.避免加重肾脏损害的因素

向患者及家属讲解影响病情进展的因素,指导他们避免加重肾脏损害的因素。在急性肾小球肾炎起病后的第1~2周可渐起或突然发生急性心力衰竭,起病缓急、轻重不一。少数严重患者可以急性肺水肿而突然起病,而急性肾小球肾炎的其他表现可能完全被掩盖。多发生于起病后不注意休息或治疗不当时。

3.指导预防感染

告知注意个人卫生,增强体质是预防感染的关键;还应避免预防接种、妊娠和应用肾毒性药物等,如卡那霉素、庆大霉素、链霉素、磺胺类及抗真菌药物,尤其是中药制剂等。

4.用药指导

介绍各类降压药的疗效、不良反应及使用注意事项。

5.自我病情监测与随访指导

教会正确测量体重和记录尿量的方法。本病一般经过休息和治疗,预后良好。

第二节　急进性肾小球肾炎

急进性肾小球肾炎(rapidly progressive glomerulonephritis,RPGN)又名新月体肾炎,是指以少尿或无尿、蛋白尿、血尿,伴或不伴水肿及高血压等为基础临床表现,肾功能骤然恶化而致肾衰竭的一组临床综合征。病理改变特征为肾小囊内细胞增生、纤维蛋白沉积。

一、病因

本病有多种病因。一般将有肾外表现者或明确原发病者称为继发性急进性肾炎,病因不明者则称为原发性急进性肾炎。

继发性急进性肾炎继发于过敏性紫癜、系统性红斑狼疮、弥漫性血管炎等,偶有继发于某些原发性肾小球疾病,如系膜毛细血管性肾炎及膜性肾病患者。

原发性急进性肾炎半数以上患者有上呼吸道前驱感染史,其中少数呈典型链球菌感染,其他患者呈病毒性呼吸道感染,本病患者有柯萨奇病毒 B_5 感染的血清学证据,但流感及其他常见呼吸道病毒的血清滴度无明显上升,故本病与病毒感染的关系,尚待进一步观察。

此外,少数急进性肾炎患者有结核杆菌抗原致敏史。

二、临床表现

急进性肾小球肾炎患者可见于任何年龄,但有青年和中年、老年 3 个发病高峰,男女比例为 2∶1。该病可呈急性起病,多数患者在发热或上呼吸道感染后出现急性肾炎综合征表现,即水肿、少尿、血尿、蛋白尿、高血压等。

发病时患者全身症状较重,如疲乏、无力、精神萎靡、体重下降,可伴发热、腹痛。病情发展很快,起病数天内即出现少尿及进行性肾衰竭。部分患者起病相对隐袭缓慢,病情逐步加重。

三、辅助检查

(一)尿液实验室检查

常见血尿、异形红细胞尿和红细胞管型尿,常伴蛋白尿;尿蛋白量不等,可像肾病综合征那样排出大量的蛋白尿,但明显的肾病综合征表现不多见。

(二)其他

可溶性人肾小球基底膜抗原的酶联免疫吸附法检查抗肾小球基底膜抗体,最常见的类型是 IgG 型。

四、治疗

(一)强化疗法

急进性肾小球肾炎患者病情危重时必须采用强化治疗,包括如下措施。

1.强化血浆置换疗法

强化血浆置换疗法是用膜血浆滤器或离心式血浆细胞分离器分离患者的血浆和血细胞,然后用正常人的血浆对其进行置换,每天或隔天置换1次,每次置换 2～4 L。此法清除致病抗体及循环免疫复合物的疗效得到肯定,已被广泛应用于临床。

2.甲泼尼龙冲击治疗

主要应用于Ⅱ型及Ⅲ型急进性肾小球肾炎的治疗。甲泼尼龙静脉滴注,每天或隔天1次,3次为1个疗程,据病情需要应用1～3个疗程,2个疗程需间隔3～7天。

3.大剂量丙种球蛋白静脉滴注

当急进性肾小球肾炎合并感染等因素不能进行上述强化治疗时,可应用此方法治疗:丙种球蛋白静脉滴注,5次为1个疗程,必要时可应用数个疗程。

(二)基础治疗

应用各种强化治疗时,一般都要同时服用常规剂量的激素及细胞毒药物作为基础治疗,抑制免疫及炎症反应。

1.肾上腺皮质激素

常用泼尼松龙,口服,用药应遵循如下原则:起始量要足,不过最大剂量常不超过60 mg/d,减药、撤药要慢,维持用药要久。

2.细胞毒药物

常用环磷酰胺,每天口服100 mg或隔天静脉注射200 mg,累积量达6～8 g时停药。而后可以再用硫唑嘌呤100 mg/d继续治疗6～12个月巩固疗效。

3.其他免疫抑制药

近年来,麦考酚酸酯抑制免疫的疗效得到肯定,其不良反应较细胞毒药物轻,已被广泛应用于肾病治疗,包括Ⅱ型及Ⅲ型急进性肾小球肾炎。

(三)替代治疗

如果患者肾功能急剧恶化,达到透析指征时,应尽早进行透析治疗(包括血液透析或腹膜透析)。如疾病已进入不可逆性终末期肾衰竭,则应予以长期维持透析治疗或肾移植。

五、主要护理问题

(一)潜在并发症

急性肾衰竭。

(二)体液过多

体液过多与肾小球滤过功能下降、大剂量激素治疗导致水、钠潴留有关。

(三)有感染的危险

有感染的危险与激素及细胞毒药物的应用、血浆置换、大量蛋白尿致机体抵抗力下降有关。

(四)焦虑/恐惧

焦虑/恐惧与疾病进展快、预后差有关。

(五)有皮肤完整性受损的危险

有皮肤完整性受损的危险与皮肤水肿有关。

(六)知识缺乏

缺乏急进性肾小球肾炎的相关知识。

(七)自理缺陷

自理缺陷与疾病所致贫血、水肿和心力衰竭等有关。

(八)电解质紊乱

电解质紊乱与使用利尿剂有关。

六、护理目标

(1)保护残余肾功能,纠正肾血流量减少的各种因素,防止急性肾衰竭。

(2)维持体液平衡,水肿消失,血压恢复正常。

(3)预防感染。

(4)患者焦虑/恐惧减轻,配合治疗、护理,树立战胜疾病的信心。

(5)保持皮肤完整性,无破溃、受损。

(6)患者了解急进性肾小球肾炎相关知识,了解相关预防和康复知识,自我照顾和管理能力提高。

(7)生活自理能力恢复。

七、护理措施

(一)病情观察

(1)密切观察病情,及时识别急性肾衰竭的发生。监测内生肌酐清除率、血尿素氮、血肌酐水平。若内生肌酐清除率快速下降,血尿素氮、血肌酐进行性升高,提示有急性肾衰竭发生,应协助医师及时处理。

(2)监测尿量的变化,注意尿量迅速减少或出现无尿的现象,此现象往往提示急性肾衰竭。

（3）监测血电解质及 pH 的变化,特别是血钾情况,避免高血钾可能导致的心律失常,甚至心搏骤停。

（4）观察有无食欲明显减退、恶心、呕吐、呼吸困难及端坐呼吸等症状的发生,及时进行护理干预。

（5）定期测量患者体重,观察体重变化和水肿的部位、分布、程度和消长情况,注意有无腹水及胸腔积液、心包积液的表现;观察皮肤有无红肿、破损、化脓等情况发生。

（二）用药护理

（1）按医嘱严格用药,密切观察药物在使用过程中的疗效与不良反应。

（2）治疗后都需认真评估有无甲泼尼龙冲击治疗常见的不良反应,如继发感染、水和钠潴留、精神兴奋及可逆性记忆障碍、面红、血糖升高、骨质疏松、伤口不愈合、消化道出血或穿孔、严重高血压或充血性心力衰竭等。

（3）大剂量激素冲击治疗可有效抑制机体的防御能力,必要时实施保护性隔离,预防继发感染。

（4）观察利尿剂、环磷酰胺冲击治疗的相关不良反应,如血清电解质变化情况及相应的临床症状。

（三）避免不利因素

避免导致血容量下降的不利因素(如低蛋白血症、脱水、低血压等)。

（四）预防感染

避免使用损害肾脏的药物,同时积极预防感染。

（五）皮肤护理

（1）水肿较严重的患者应着宽松、柔软的棉质衣裤和鞋袜。协助患者做好全身皮肤黏膜的清洁,指导患者注意保护好水肿的皮肤,如清洗时注意水温适当、勿过分用力;平时避免擦伤、撞伤、跌伤、烫伤。阴囊水肿等严重的皮肤水肿部位可用中药芒硝粉袋干敷或硫酸镁溶液敷于局部。水肿部位皮肤破溃应用无菌敷料覆盖,必要时可使用稀释成 1:5 的碘伏溶液局部湿敷,以预防或治疗破溃处感染,促进创面愈合。

（2）注射时严格无菌操作,采用 5～6 号针头,保证药物准确及时地输入,注射完拔针后,应延长用无菌干棉球按压穿刺部位的时间,减少药液渗出。严重水肿者尽量避免肌内注射和皮下注射,尽力保证患者皮肤的完整性。

(六)心理护理

由于病情重,疾病进展快,患者易出现恐惧、焦虑、烦躁、抑郁等心理。护士应加强沟通、充分理解患者的感受和心理压力,并鼓励家属,共同努力疏导患者的心理压力。护士尽量多关心、巡视,及时解决患者的合理需要,让其体会到关心和温暖。护士应鼓励患者说出对疾病的担忧,给其讲解疾病过程、合理饮食和治疗方案,以消除疑虑,提高治疗信心。

第七章

普外科疾病的护理

第一节 腹 外 疝

体内任何脏器或组织离开其正常解剖部位,通过先天或后天形成的薄弱点、缺损或孔隙进入另一部位,称为疝,多发生于腹部。腹部疝又以腹外疝多见。腹外疝是由腹腔内某一器官或组织连同壁腹膜,经腹壁薄弱点或孔隙向体表突出所形成。

一、病因

(一)腹壁强度降低

腹壁强度降低是疝发生的基础。

1.先天性

某些组织穿过腹壁的部位是先天形成的腹壁薄弱点,如精索或子宫圆韧带穿过腹股沟管、股动静脉穿过股管、脐血管穿过脐环处。

2.后天性

由手术切口愈合不良,外伤、瘢痕、感染、神经损伤、老年久病、肥胖所致的肌萎缩可使腹壁强度降低。

(二)腹内压增高

腹内压增高是疝发生的诱发因素:慢性咳嗽、便秘、排尿困难、妊娠、腹水、举重等均属诱发因素。

注意:正常人虽有腹内压增高情况,但若腹壁强度正常时,则不发生疝。

二、临床表现

(一)症状

1.腹股沟斜疝

(1)易复性疝。①肿块可回纳(常在腹内压增高时出现),偶有胀痛,最常见。②检查:手按浅环,嘱患者咳嗽,指尖有冲击感。手指经腹壁皮肤紧压内环口,让患者站立并咳嗽,肿块不再出现;将手指松开,则肿块又可出现。局部除坠胀感外一般无症状。

(2)难复性疝:疝块不能回纳或不能完全回纳,不会引起严重症状,伴胀痛。

(3)嵌顿性疝:腹内压骤增时,疝内容物被卡住,不能还纳(静脉血流淤阻)。①肿块不能回纳,明显疼痛,如为肠管则为机械性肠梗阻;②检查:肿块紧张发硬,明显触痛。

(4)绞窄性疝:不能回纳,出现动脉血运障碍,症状多较严重,可发生脓毒症。

2.腹股沟直疝

不伴疼痛或其他症状,半球形肿块,极少发生嵌顿。腹股沟斜疝与腹股沟直疝的临床特点鉴别如下(表7-1)。

表 7-1 腹股沟斜疝与腹股沟直疝的鉴别

鉴别点	腹股沟斜疝	腹股沟直疝
发病年龄	多见于儿童与青壮年	多见于老年
突出途径	经腹股沟管突出,可进入阴囊	由直疝三角突出,不进阴囊
疝块外形	椭圆或梨形,上部呈蒂柄状	半球形,基底较宽
回纳疝块后压住深环	疝块不再突出	疝块仍可突出
精索与疝囊的关系	精索在疝囊后方	精索在疝囊前外方
疝囊颈与腹壁下动脉的关系	疝囊颈在腹壁下动脉外侧	疝囊颈在腹壁下动脉内侧
嵌顿机会	较多	极少

3.股疝

平时无症状,多偶然发现。股疝常发生嵌顿,伴明显的急性机械性肠梗阻症状。

4.切口疝

腹壁切口处出现肿块。较大的切口疝,腹部有牵拉感伴腹部隐痛等表现。切口疝的疝环比较宽大,故很少发生嵌顿。

5.脐疝

腹腔内器官或组织通过脐环突出形成,患者多无不适,主要表现为脐部可复性肿块,婴儿脐疝极少发生嵌顿,成人脐疝发生嵌顿者较多。

(二)体征

疝发生嵌顿或绞窄引起肠梗阻而导致脱水或电解质紊乱,如皮肤弹性差、乏力;继发感染时,可出现发热、畏寒或血压下降等感染中毒症状。

三、治疗

(一)非手术治疗

年老体弱或伴有其他严重疾病者、1岁以下婴幼儿及2岁以下的小儿脐疝未发生嵌顿或穿孔等紧急情况时均可采取非手术治疗。

(二)手术治疗

手术修补是治疗腹股沟疝的最有效方法。

1.传统疝修补术

(1)疝囊高位结扎术。

(2)加强或修补腹股沟管管壁。

2.无张力疝修补术

利用人工高分子修补材料进行缝合修补,具有创伤小、术后疼痛轻、康复快、复发率低等优点。

3.经腹腔镜疝修补术

从腹腔内部用合成纤维网片加强腹壁缺损处。

4.其他腹外疝处理原则

(1)股疝:股疝易嵌顿、绞窄,因此,股疝确诊后,应及时手术治疗。

(2)切口疝:手术修补。

(3)脐疝。①非手术治疗:小儿2岁之前可采取非手术治疗。②小儿2岁后,若脐环直径>1.5 cm,则行手术治疗,成人脐疝由于发生嵌顿或绞窄者较多,故应采取手术疗法。

四、护理评估

(一)术前评估

1.健康史

(1)一般情况:患者的年龄、性别、婚姻、职业、女性生育史。

(2)相关因素:有无慢性咳嗽、便秘、排尿困难等腹内压增高情况;有无腹部手术史;有无切口感染等。

(3)腹外疝发生情况:有无腹部不适、疼痛,有无恶心、呕吐和停止肛门排便排气。肿块是否在站立、行走、咳嗽、用力时出现,能否在平卧休息时用手回纳。

(4)既往史:患者有无糖尿病或其他疾病。有无用(服)药史、过敏史。

2.身体状况

(1)局部:腹股沟区或外阴部有无隆起的肿块,疝块的部位、大小、形状、质地、有无压痛、能否回纳,有无肠梗阻或肠绞窄征象,有无腹膜炎症状。

(2)全身:有无疝发生嵌顿或绞窄引起肠梗阻而导致脱水或电解质紊乱的迹象,如皮肤弹性差、乏力;有无感染中毒症状,如发热、畏寒或血压下降。

(3)辅助检查:了解阴囊透光试验结果,若鞘膜积液,多为透光(阳性)。

3.心理-社会评估

评估患者及家属对疾病的了解,评估经济状况、家属对患者的关心程度等。

(二)术后评估

术后有无阴囊水肿、切口感染等并发症,有无腹内压增高因素。

五、护理措施

(一)术前护理

1.卧床休息

疝块较大者减少活动,卧床休息。

2.病情观察

患者若出现明显腹痛,伴疝块突然增大,紧张发硬且触痛明显,不能回纳腹腔,应高度警惕嵌顿疝发生的可能,需立即通知医师,及时处理。嵌顿时间在3～4小时内,局部压痛不明显,无腹部压痛或腹肌紧张等腹膜刺激征可行手法复位。复位方法:让患者取头低足高卧位,注射吗啡或哌替啶,以止痛和镇静并松弛腹肌,用手持续缓慢地将疝块推向腹腔。手法复位后24小时内,必须严密观察腹部体征,一旦出现腹膜炎或肠梗阻的表现,应尽早手术探查。

3.棉束带或绷带压住深环的护理

1岁以内婴幼儿若疝未发生嵌顿,一般不行手术治疗。可用棉束带或绷带压住深环,以防疝块突出。

4.术前准备

(1)择期手术患者术前须注意有无存在腹压升高的因素,如咳嗽、排尿困难等。

(2)积极治疗支气管炎、慢性前列腺炎等,吸烟者应在术前 2 周戒烟,保持大便通畅。

(3)备皮、试敏、术前晚灌肠。

(二)术后护理

1.体位与活动

平卧时膝下垫一软枕,减少腹壁张力。传统的疝修补术后 3～5 天离床活动。无张力疝修补术 6 小时后可离床活动。

2.防止腹内压增高

指导患者在咳嗽时用手按压、保护切口;鼓励患者多饮水,多吃蔬菜等粗纤维食物,嘱患者避免用力排便。

3.饮食护理

术后 6～12 小时无恶心、呕吐可进流食,第 2 天可进软食或普食。行肠切除吻合术者术后应禁食,待肠功能恢复后方可进食。

4.预防阴囊水肿

术后可用"丁"字带将阴囊托起,并密切观察阴囊肿胀情况。

5.预防切口感染

切口感染是疝复发的主要原因之一。

(1)注意观察:体温、脉搏的变化及切口有无红、肿、疼痛。

(2)切口护理:保持切口敷料清洁和干燥;若发现敷料污染或脱落,应及时更换。

(3)应用抗菌药:绞窄性疝行肠切除、肠吻合术后,易发生切口感染,术后须合理应用抗生素。

六、健康指导

(一)知识介绍

向患者讲解引起腹外疝的病因及预防腹内压升高的方法,使患者积极配合治疗、护理。

(二)预防复发

注意保暖并保持排便畅通,避免感冒、咳嗽及便秘导致腹内压增高的危险因素。

(三)活动指导

患者出院后逐渐增加活动量,3个月内避免重体力劳动或提举重物。

第二节 肠 梗 阻

肠梗阻指肠内容物在肠道中不能顺利通过和运行,是常见的急腹症之一。

一、分类

(一)按病因分类

1.机械性肠梗阻

(1)肠腔堵塞:寄生虫、粪块等。

(2)肠管受压:肠粘连、嵌顿疝、肠扭转和肿瘤压迫。

(3)肠壁病变:先天性肠道闭锁、肠套叠、肿瘤、炎症肠病等。

2.动力性肠梗阻

(1)麻痹性肠梗阻:见于急性弥漫性腹膜炎、腹部大手术、腹膜后出血或感染、低钾血症等。

(2)痉挛性肠梗阻:慢性铅中毒和肠道功能紊乱。

3.血运性肠梗阻

肠系膜血管栓塞或血栓形成。

(二)按肠壁有无血运障碍分类

(1)单纯性肠梗阻:肠内容物通过受阻,无血运障碍。

(2)绞窄性肠梗阻:梗阻伴有肠壁血运障碍。

(三)按梗阻部位分类

(1)高位肠梗阻。

(2)低位肠梗阻。

(四)按梗阻程度分类

(1)完全性肠梗阻。

(2)不完全性肠梗阻。

二、临床表现

(一)症状

1.腹痛

单纯性机械性肠梗阻患者常表现为阵发性腹部绞痛,随着病情进一步发展,可演变为绞窄性肠梗阻,呈持续性剧烈腹痛;麻痹性肠梗阻患者腹痛特点为全腹持续性胀痛或不适;肠扭转所致闭袢性肠梗阻多表现为突发腹部持续性绞痛并阵发性加剧;而肠蛔虫堵塞多为不完全性肠梗阻,以阵发性脐周腹痛为主。

2.呕吐

呕吐与梗阻发生的部位、类型有关。高位肠梗阻早期便发生呕吐且频繁;低位肠梗阻呕吐出现较迟而少,呕吐物呈粪样;若吐出蛔虫,多由蛔虫团引起的肠梗阻;麻痹性肠梗阻时呕吐呈溢出性;绞窄性肠梗阻呕吐物为血性或棕褐色液体。

3.腹胀

腹胀是较迟出现的症状,其程度与梗阻部位有关。高位肠梗阻由于呕吐频繁,腹胀较轻;低位肠梗阻腹胀明显;闭袢性肠梗阻腹胀多不对称;麻痹性肠梗阻则表现均匀性全腹胀;肠扭转时腹胀多不对称。

4.肛门停止排便排气

完全性肠梗阻时,患者排便排气现象消失,但高位肠梗阻早期,由于梗阻以下肠腔内仍积存了粪便和气体,则仍有排便和排气现象,不能因此否定完全性梗阻的存在。同样,在绞窄性肠梗阻如肠扭转、肠套叠及结肠癌所致的肠梗阻等都仍有血便或脓血便排出。

(二)体征

1.局部

(1)视诊:机械性肠梗阻可见肠型和蠕动波。

(2)触诊:单纯性肠梗阻可有轻度压痛但无腹膜刺激征;绞窄性肠梗阻有固定压痛和腹膜刺激征。

(3)叩诊:绞窄性肠梗阻时,腹腔有渗液,移动性浊音可呈阳性。

(4)听诊:机械性肠梗阻可有肠鸣音亢进,气过水音;麻痹性肠梗阻时,肠鸣音减弱或消失。

2.全身

肠梗阻初期,患者全身情况可无明显变化。梗阻晚期或绞窄性肠梗阻可出现唇干舌燥、眼窝凹陷、皮肤弹性消失、尿少或无尿等明显脱水体征,还可出现脉搏细速、血压下降、面色苍白、四肢发冷等中毒和休克现象。

三、治疗

原则:解除梗阻、去除病因。

(一)非手术治疗

适用于单纯性粘连性肠梗阻、麻痹性或痉挛性肠梗阻、蛔虫或粪块堵塞引起的肠梗阻等。给予禁食水、胃肠减压、灌肠、纠正水和电解质及酸碱平衡、抗感染和中毒治疗。

(二)手术治疗

1.手术指征

适用于各种类型的绞窄性肠梗阻及由肿瘤、先天性肠道畸形引起的肠梗阻及非手术治疗无效的。

2.手术方式

行粘连松解术、肠扭转复位术、肠切除吻合术、造瘘术等。

四、护理评估

(一)术前评估

1.健康史

了解患者的一般情况。

2.身体状况

(1)局部:评估梗阻的程度、有无进行性加重,评估梗阻的类型。

(2)全身:评估生命指征的变化情况;有无脱水体征;有无水、电解质失衡或休克的现象。

(3)辅助检查:X线检查对诊断肠梗阻有很大价值,一般在梗阻4～6小时后,腹部立位平片可见多个气液平面及胀大肠袢;空肠梗阻时,空肠黏膜环状皱襞可显示"鱼肋骨刺"状改变;回肠扩张的肠袢多,可见阶梯状的液平面;蛔虫堵塞者可见肠腔内成团的蛔虫成虫体阴影;肠扭转时可见孤立、突出的胀大肠袢。

3.心理-社会状况

评估患者的心理情况,有无焦虑紧张或恐惧,是否了解围术期的相关知识,评估患者的家庭、社会支持情况。

(二)术后评估

1.术中情况

了解患者采取的麻醉、手术方式及术中输血、输液情况。

2.术后情况

评估患者的生命指征及切口情况；评估腹腔引流管是否通畅有效,引流液的颜色、性状和量；了解患者有无切口疼痛、腹胀、腹痛、恶心呕吐等不适；评估术后有无肠粘连、腹腔内感染或肠瘘等并发症；评估切口愈合及术后康复情况。

五、护理措施

(一)非手术治疗护理/术前护理

1.缓解疼痛与腹胀

(1)胃肠减压:有效的胃肠减压对单纯性肠梗阻和麻痹性肠梗阻可达到解除梗阻的目的。

(2)安置体位:低半卧位,减轻腹肌紧张,有利于患者的呼吸。

(3)应用解痉剂:确定无肠绞窄后,可用阿托品、山莨菪碱等抗胆碱类药物,以解除胃肠道平滑肌的痉挛,抑制胃肠道腺体的分泌,使患者腹痛得以缓解。

(4)按摩或针刺疗法。

2.维持体液与营养平衡

(1)补液:根据患者病情及实验室检查结果,确定补充液体量和种类。

(2)饮食与营养支持:梗阻时需要禁食、水,应给予肠外营养。若梗阻解除,患者开始排气、排便,腹痛消失 12 小时后,可进流质,如无不适,24 小时后可进半流质饮食,3 天后进软食。

3.呕吐护理

呕吐时头偏向一侧,及时清除口腔内呕吐物,以免误吸引起吸入性肺炎或窒息。

4.病情观察

严密观察病情变化,及早发现绞窄性肠梗阻,出现以下情况应警惕绞窄性肠梗阻的可能。

(1)腹痛发病急骤,发病初期即可表现持续性腹痛或持续性疼痛伴阵发性加重。

(2)呕吐出现早,剧烈且频繁。

（3）腹胀不对称。

（4）出现腹膜刺激征，肠鸣音可不亢进或由亢进转为减弱或消失。

（5）呕吐物、胃肠减压液或肛门排出物为血性或腹腔穿刺抽出血性液体。

（6）体温升高、脉率增快、白细胞计数升高。

（7）病情进展迅速，早期出现休克。

（8）经非手术治疗症状未见明显改善。

（9）腹部X线片见孤立、突出胀大的肠袢，位置固定不变，或有假肿瘤状阴影；或肠间隙增宽，提示肠腔积液。

5.术前准备

慢性不完全性肠梗阻，需作肠切除手术者，除一般术前准备外，应按要求作肠道准备。急诊手术者，紧急做好备皮、配血、输液等术前准备。

（二）术后护理

1.体位

全麻术后平卧位；血压平稳后给予半卧位。

2.饮食

术后禁食、水，禁食期间给予静脉补液。待肠蠕动恢复，肛门排气后可进少量流质，进食无不适，逐步过渡半流质。

3.术后并发症观察和护理

（1）肠梗阻：鼓励患者早期活动，如病情平稳，术后24小时即可床上活动，早期离床活动，以促进机体和肠道功能的恢复，防止肠粘连。一旦出现阵发性腹痛、腹胀、呕吐等，应积极采取非手术治疗措施，一般多可缓解。

（2）腹腔内感染及肠瘘：术后3～5天出现体温升高、切口红肿及剧痛应怀疑切口感染，若出现局部或弥漫性腹膜炎表现，腹腔引流管流出带粪臭味液体时，应警惕腹腔内感染及肠瘘的可能。遵医嘱进行积极的全身营养支持和抗感染治疗。

六、健康指导

（一）饮食指导

少食刺激性强的辛辣食物，宜进食高蛋白、高维生素、易消化吸收的食物。避免暴饮暴食，饭后忌剧烈活动。

（二）保持排便通畅

老年便秘者应注意通过调整饮食、腹部按摩等方式保持大便通畅，无效者可适当给予缓泻剂,避免用力排便。

(三)自我监测

指导患者自我监测病情,若出现腹痛、腹胀、呕吐、停止排气排便等不适,及时就诊。

第三节 阑 尾 炎

阑尾炎是指发生在阑尾的炎症反应,分为急性阑尾炎和慢性阑尾炎。急性阑尾炎是指阑尾发生的急性炎症反应,是常见的外科急腹症之一;慢性阑尾炎是发生于阑尾的慢性炎症变化。

一、病因

(一)急性阑尾炎

(1)阑尾管腔阻塞是最常见原因。①淋巴滤泡增生(约占 60%);②粪石阻塞(约占 35%);③异物、食物残渣、蛔虫等(少见);④阑尾管腔细小(少见)。

(2)细菌入侵:多为肠道内各种革兰氏阴性杆菌和厌氧菌。

(二)慢性阑尾炎

多由急性阑尾炎转变而来,部分可因阑尾腔内粪石、虫卵等异物,或阑尾扭曲、粘连,淋巴滤泡过度增生等导致阑尾管腔变窄而发生慢性炎症变化。

二、临床表现

(一)急性阑尾炎

1.常见症状

(1)转移性右下腹痛:疼痛多开始于上腹部或脐周,位置不固定,数小时(6～8 小时)后转移并固定于右下腹。临床特点:①单纯性阑尾炎表现为轻度隐痛;②化脓性阑尾炎呈阵发性胀痛和剧痛;③坏疽性阑尾炎则表现为持续性剧烈腹痛;④穿孔性阑尾炎患者可因阑尾腔内压力骤降而出现腹痛暂时缓解的现象,并发腹膜炎后,疼痛又呈持续加剧。

(2)胃肠道反应:早期患者可出现厌食、恶心和呕吐,部分患者还可发生腹泻和便秘。①盆位阑尾炎时,炎症刺激直肠和膀胱,引起排便次数增多,里急后重和尿痛。②弥漫性腹膜炎时可引起麻痹性肠梗阻,表现为腹胀、排便排气减少等症状。患者早期仅有乏力、低热。炎症加重可出现全身中毒症状,如寒战、高热、脉速、烦躁不安或反应迟钝等;若发生化脓性门静脉炎还可引起轻度黄疸。

2.体征

(1)右下腹压痛:急性阑尾炎的重要体征。压痛点通常位于麦氏点,压痛的程度与病变程度相关,若炎症加重,压痛范围亦随之扩大。

(2)腹膜刺激征:包括腹肌紧张、压痛、反跳痛、肠鸣音减弱或消失等。但小儿、老人、孕妇、肥胖、虚弱者或盲肠后位阑尾炎等腹膜刺激征不明显。

(3)右下腹包块:查体扣及压痛性包块,固定、边界清晰,应考虑阑尾炎性肿块或阑尾周围脓肿。

(二)特殊类型急性阑尾炎的临床特点

1.新生儿急性阑尾炎

临床不多见,早期可有厌食、呕吐、腹泻及脱水等症状,无明显发热。由于新生儿不能提供病史,穿孔率高达50%～85%,死亡率也高。

2.小儿急性阑尾炎

小儿急性阑尾炎是儿童常见的急腹症之一。临床特点:病情重且发展快,早期即出现高热、呕吐等症状;右下腹体征不明显;穿孔及其他并发症的发生率较高,死亡率亦较高。

3.妊娠期急性阑尾炎

较常见,多发生在妊娠期的前6个月。临床特点如下。

(1)压痛点上移。

(2)腹肌紧张、压痛、反跳痛不明显。

(3)大网膜难以包裹阑尾,致腹膜炎不易局限而引起腹腔内扩散。

(4)炎症刺激子宫易致流产或早产,威胁母子安全。

4.老年人急性阑尾炎

(1)临床表现轻。

(2)病理改变重,易致阑尾缺血、坏死或穿孔。

(3)合并症多,常合并心脑血管疾病、呼吸系统疾病、糖尿病等。

5.AIDS/HIV 感染的急性阑尾炎

由于此类患者免疫功能缺陷或异常,其症状和体征不典型,常易被延误诊断和治疗。

(三)慢性阑尾炎

1.症状

既往多有急性阑尾炎发作病史,多不典型,表现为右下腹经常疼痛。

2.体征

可有阑尾部位局限性轻度压痛,位置较固定。

三、治疗

(一)非手术治疗

适用于不同意手术的单纯性阑尾炎、急性阑尾炎诊断尚未确定、病程已超过72小时、炎性肿块或阑尾周围脓肿已形成等有手术禁忌证者。治疗措施:选择有效的抗生素和补液治疗等。

(二)手术治疗

1.急性单纯性阑尾炎

阑尾切除术或腹腔镜阑尾切除术。

2.急性化脓性或坏疽性阑尾炎

阑尾切除术。

3.穿孔性阑尾炎

阑尾切除术+腹腔冲洗+腹腔引流。

4.阑尾周围脓肿

非手术治疗,3个月后行阑尾切除术。

5.慢性阑尾炎

诊断明确后需行阑尾切除术。

四、护理评估

(一)术前评估

1.健康史

(1)一般情况:了解患者的年龄、职业、生育史等;评估饮食习惯,有无不洁饮食史;发病前有无剧烈运动,有无急性肠炎及肠道蛔虫症等。

(2)现病史:评估腹痛的特点、部位、程度、性质、疼痛持续的时间及腹痛的诱因等。

(3)既往史:有无消化性溃疡、右肾及右输尿管结石、妇科疾病及急性胆囊炎等;有无心血管、肺部、肾脏等方面的疾病。

2.身体状况

(1)局部。评估腹痛部位和特点:麦氏点有无压痛、反跳痛及肌紧张,有无转移性右下腹痛;腹痛的性质:是胀痛还是绞痛,是阵发性疼痛还是持续性疼痛等。

(2)全身:有无发热、乏力、恶心、呕吐及腹泻等症状。

3.辅助检查

有无白细胞计数和中性粒细胞比例升高,腹部 X 线平片是否提示盲肠和回肠末端扩张等。

4.心理-社会状况

了解患者患病后的心理状态和患者及家属对治疗措施的知晓程度。

(二)术后评估

评估患者麻醉方式和手术方式、术中情况、切口愈合情况,是否发生并发症。

五、护理措施

(一)非手术治疗的护理/术前护理

1.病情观察

定时测量生命指征;观察患者的腹部症状和体征,非手术治疗期间,出现右下腹痛加剧、发热、白细胞计数和中性粒细胞比例升高,应做好急诊手术准备。

2.体位

协助患者采取半卧位或斜坡卧位,以减轻腹壁张力,有助于缓解疼痛。

3.避免肠内压力增高

非手术治疗期间,予以禁食,必要时给予胃肠减压,以减轻腹胀和腹痛。

4.控制感染

遵医嘱应用有效抗菌药,控制感染。

5.镇痛

对诊断明确的剧烈疼痛患者,可遵医嘱给予解痉或止痛药。

6.并发症的观察和护理

(1)腹腔脓肿:以阑尾周围脓肿最常见,也可在盆腔、膈下或肠间隙等处形成脓肿。

(2)门静脉炎:少见,急性阑尾炎时细菌栓子脱落进入阑尾静脉中,导致门静脉炎。

7.急诊手术准备

拟急诊手术者应紧急做好备皮、输液等术前准备。

(二)术后护理

1.密切监测病情变化

监测生命指征并准确记录,观察患者腹部体征变化。

2.体位

硬膜外麻醉平卧 6 小时后,血压、脉搏平稳者改为半卧位。

3.腹腔引流管的护理

妥善固定引流管,防止受压、扭曲、堵塞等,确保有效引流,防止因引流不畅而致积液或脓肿。

4.饮食护理

肠蠕动恢复前暂禁食,肛门排气后,逐步恢复饮食。

5.抗生素的应用

术后应用有效抗生素,控制感染,预防并发症发生。

6.活动

鼓励患者术后 6 小时离床活动,减少肠粘连的发生。

7.并发症的观察和护理

(1)出血:多由阑尾系膜结扎线松脱而引起系膜血管出血。一旦发生出血,应立即输血、补液、紧急手术止血。

(2)切口感染:是阑尾切除术后最常见的并发症,见于术后 2~3 天,切口部位出现红肿、压痛、波动感,且伴体温升高。

(3)粘连性肠梗阻:与局部炎性渗出、手术损伤和术后长期卧床等因素有关。

(4)阑尾残株炎:阑尾切除时若残端保留过长超过 1 cm,术后残株易复发炎症。

(5)粪瘘:少见,术后数天内见切口处排出粪臭分泌物,经换药等非手术治疗后多可自行闭合,少数需手术治疗。

六、健康指导

(一)社区预防指导

指导健康人群保持良好的饮食卫生及生活习惯,餐后不做剧烈运动。

(二)疾病知识指导

向患者介绍阑尾炎的治疗和护理相关知识,告知术后康复的相关知识及配合要点。

(三)出院后监测

指导患者出院后,如出现腹痛、腹胀等不适及时就诊;阑尾周围脓肿未手术的患者,应嘱其 3 个月后再次入院行阑尾切除术。

第八章

神经外科疾病的护理

第一节 颅脑损伤

颅脑损伤为一种常见的外伤,约占全身损伤的 20%,其发生率仅次于四肢骨折,由于伤及中枢神经系统,其致残率及致死率均居首位。颅脑损伤多见于交通、工矿作业事故、运动损伤、自然灾害、爆炸、坠落、跌倒、各种锐器与钝器对头部的伤害等。因难产或产钳引起的婴儿颅脑损伤亦偶见。

颅脑损伤是由外界暴力作用于头部引起,致伤作用的大小主要与外力的质量和运动速度有关。根据作用方式,分为直接暴力和间接暴力两种。最常见的颅脑损伤有头皮损伤、颅骨损伤和脑损伤。

一、头皮损伤

头皮损伤是原发性颅脑损伤中最常见的一种,它的范围可由轻微擦伤到整个头皮的撕脱伤,其意义在于医师据此可判断颅脑损伤的部位及轻重。头皮损伤往往都合并有不同程度的颅骨及脑组织损伤,可成为颅内感染的入侵门户,引起颅内的继发性病变。

(一)病因

当近于垂直的暴力作用在头皮上时,由于有颅骨的衬垫,常致头皮挫伤或头皮血肿,严重时可引起挫裂伤。受到斜向或近于切线的外力时,因为头皮的滑动常导致头皮的裂伤、撕裂伤,但在一定程度上又能缓冲暴力作用在颅骨上的强度。

(二)临床表现

(1)头皮血肿。

(2)头皮裂伤。

(3)头皮撕脱伤。

(三)治疗

1.局部治疗

(1)头皮血肿:多数可自行吸收,无需特殊处理;较大的血肿可在无菌条件下穿刺抽吸后加压包扎。

(2)头皮裂伤:需着重检查有无颅骨和脑损伤。伤口立即加压包扎止血,清创缝合。

(3)头皮撕脱伤:应在加压包扎止血、防治休克的前提下,严格无菌清创后行头皮复位再植或自体皮移植术;对于骨膜已撕脱者,可在颅骨外板上多处钻孔,深达板障,待孔内肉芽组织生成后再行植皮术。

2.全身治疗

休克者给予输液、输血、止痛等抗休克治疗;有感染可能者,应用抗生素以预防感染。

(四)护理评估

1.健康史

详细了解受伤过程,如暴力大小、方向、性质、速度,当时有无意识障碍,其程度及持续时间;是否出现头痛、恶心、呕吐等情况。初步判断是颅伤、脑伤或是复合损伤;同时应了解现场急救、转送情况及患者既往健康状况。

2.身体评估

(1)一般状态:评估患者的生命体征、全身营养状况等。

(2)专科评估:了解患者头部破损、出血程度;有无意识障碍;有无瞳孔大小及对光反射变化;有无肢体抽搐、偏瘫、失语等局部症状和体征;有无头痛、呕吐及其程度等。

3.辅助检查

X线、CT、MRI等检查,判断损伤的程度和类型。

4.心理-社会评估

了解患者及家属的心理反应,对病程、预后及健康保健知识是否了解。

(五)护理措施

1.头皮血肿

指导患者早期冷敷,以减轻出血和疼痛,48小时后热敷,促进血肿吸收。较大血肿难以吸收时,协助医师行血肿穿刺抽吸和加压包扎。

2.头皮裂伤

现场应使用无菌敷料、清洁的布单或衣物加压包扎。到医院后应早期清创缝合,并观察有无颅骨骨折及脑损伤的症状和体征。

3.头皮撕脱伤

(1)现场救护:现场除加压包扎外应妥善保护撕脱下来的头皮,将其用无菌敷料或清洁布单包裹,装入塑料袋内,再放置于有冰块的容器中,随患者一起送往医院。

(2)围术期护理。①建立两条静脉通路,快速输液,补充血容量,同时做好交叉配血、备皮、药物过敏试验等各项术前准备。②现场带来的撕脱头皮置于 4 ℃冰箱内存放,待休克纠正后,争取清创后再植。③预防感染:遵医嘱使用抗菌药物和破伤风抗毒素预防感染,若有感染征象,早期留取伤口分泌物标本,送细菌培养及药物敏感试验。④观察病情:观察有无颅骨骨折、脑损伤、局部感染等征象。

(3)手术后护理。①安置适当体位,定时给予伤口换药,预防感染。②镇静、止痛:给予镇痛、镇静药物,减轻疼痛,但合并脑损伤患者禁用吗啡类药物。③心理护理:稳定患者情绪,给予精神和心理上的支持。

(六)健康指导

(1)注意观察伤口情况,监测体温。伤口拆线后,如愈合良好 2 周后可洗头,动作轻柔,避免抓破切口,应尽量少去公共场所以防交叉感染。

(2)合理膳食,多吃新鲜蔬菜、水果,适当进食鱼肉、鸡肉、蛋和奶制品,以保证足够蛋白质的摄入。

(3)生活规律,劳逸结合。

(4)定期门诊随访,3 个月或半年复查头部 MRI、CT 等。如出现头痛、肢体运动障碍等情况时应及时就诊。

二、颅骨骨折

颅骨骨折是指头部骨骼中的一块或多块发生部分或完全断裂的疾病,多由于钝性冲击引起。颅骨结构改变大多不需要特殊处理,但如果伴有受力点附近的颅骨内组织结构损伤,如血管破裂、脑或脑神经损伤、脑膜撕裂等,则需要及时处理,否则可引起颅内血肿、神经功能受损、颅内感染及脑脊液漏等严重并发症,影响预后。

(一)病因

颅骨骨折是暴力作用于头颅产生反作用力的结果,如果头颅随暴力作用的方向移动,没有形成反作用力,则不致引起骨折。由于颅骨抗牵拉强度恒低于抗压缩强度,故当暴力作用时,总是承受牵张力的部分先破裂。如果打击面积小,多以颅骨局部变形为主;如果着力面积大,可引起颅骨整体变形,常伴发广泛脑损伤。

(二)临床表现

1.颅盖骨折

以线性骨折最常见,表现为局部压痛、肿胀,常伴局部骨膜下血肿。

2.颅底骨折

常为线性骨折,多有颅盖骨折延伸到颅底,也可由间接暴力所致。颅底部的硬脑膜与颅底贴附紧密,故颅底骨折时易撕裂硬脑膜,产生脑脊液漏而成为开放性骨折,多有颅内积气。按其发生部位分为颅前窝、颅中窝和颅后窝骨折,临床表现各异(表8-1)。

表 8-1　颅底骨折的临床表现

骨折部位	脑脊液漏	瘀斑部位	可能累及的脑神经
颅前窝	鼻漏	眶周、球结膜下("熊猫眼"征)	嗅神经、视神经
颅中窝	鼻漏和耳漏	乳突部(Battle 征)	面神经、听神经
颅后窝	无	乳突部、枕下部	少见

(三)治疗

1.颅盖骨折

单纯线性骨折或较轻的凹陷性骨折,凹陷深度<1.0 cm无需特殊处理,但应密切观察病情变化。凹陷性骨折合并脑损伤或引起相应功能障碍时,应手术治疗。

2.颅底骨折

无需特殊治疗,合并脑脊液漏时,应使用抗生素及破伤风抗毒素预防感染。

(四)护理评估

1.健康史

详细了解受伤过程,如暴力大小、方向、性质、速度,当时有无意识障碍,其程度及持续时间;受伤当时有无口鼻、外耳道出血或脑脊液漏发生;是否出现头痛、恶心、呕吐等情况；初步判断是否是复合损伤；同时应了解现场急救、转送情况及患者既往健康状况。

2.身体评估

(1)一般状态：评估患者的生命体征、全身营养状况等。

(2)专科评估：了解患者头部有无破损、出血，呼吸道是否通畅；观察有无意识障碍及其程度；有无瞳孔大小及对光反射变化；有无肢体抽搐、偏瘫、失语等局部症状和体征；有无头痛、呕吐及其程度；有无颅内压增高的症状和体征等。

3.辅助检查

X线、CT、MRI等检查，判断损伤的程度和类型。

4.心理-社会评估

了解患者及家属的心理反应，对病程、预后及健康保健知识是否了解。

(五)护理措施

1.安置合适卧位

对颅底骨折合并脑脊液漏者，应取床头抬高30°患侧卧位，并维持至漏液停止后3~5天。如果脑脊液外漏多，应取平卧位，头稍抬高，以防颅内压过低。

2.预防颅内感染

(1)保持外耳道、鼻腔和口腔清洁，每天2次清洁、消毒，清洁时棉球不可过湿，亦不可堵塞外耳道以免液体逆流入颅内。

(2)在鼻前庭或外耳道口放置干棉球吸附漏出的脑脊液，棉球浸湿后随时更换，记录24小时浸湿的棉球数，估计脑脊液外漏量。

(3)告知患者避免用力咳嗽、打喷嚏、擤鼻涕及用力排便，以免颅内压骤然升降导致气颅或脑脊液逆流。

(4)遵医嘱预防性应用抗生素及破伤风抗毒素，并观察有无体温升高、头痛、颈抵抗、烦躁、意识障碍等感染征象。

(5)禁止耳或鼻腔滴药、冲洗和填塞，谨慎选择腰椎穿刺；脑脊液漏长期不停，可行腰大池引流；脑脊液鼻漏者不可经鼻腔吸痰、放置胃管或行鼻导管给氧等。

3.病情观察

观察有无颅内继发性损伤。

(六)健康指导

(1)防止便秘，避免情绪激动、过度烦躁、剧烈咳嗽等，以免引起颅内压的急剧变化。

（2）合理膳食，多吃新鲜蔬菜、水果，适当进食鱼肉、鸡肉、蛋和奶制品，以保证足够蛋白质的摄入。

（3）生活规律，劳逸结合。

（4）定期门诊随访，3个月或半年复查头颅 MRI、CT 等。如出现头痛、肢体运动障碍等情况时应及时就诊。

三、脑损伤

脑损伤是指头部直接或间接受到一定强度的外力作用，导致脑膜、脑组织、脑血管及脑神经发生病理性改变而表现出异常的临床表现和神经系统症状的综合征。

(一)病因

（1）外力直接作用于头部时立即发生的脑损伤（原发损伤）。

（2）外力作用于头部后一定时间内出现的脑损伤（继发损伤）。

(二)临床表现

1.脑震荡

（1）意识障碍。

（2）逆行性遗忘。

2.脑挫裂伤

（1）意识障碍。

（2）局灶症状和失语等体征。

（3）头痛、恶心、呕吐。

（4）颅内压增高与脑疝。

3.原发性脑干损伤

进行性意识障碍，重症可出现昏迷。

4.颅内血肿

（1）硬脑膜外血肿。

（2）硬脑膜下血肿。

(三)治疗

1.脑震荡

主要以休息静养、配合神经营养和脑血管调节药物治疗为主，可辅助高压氧、中医针灸和理疗等,预后良好。

2.脑挫裂伤及原发性脑干损伤

(1)一般处理:①静卧休息;②保持呼吸道通畅,对昏迷程度较深、痰多且排痰困难者尽早气管切开;③营养支持;④预防感染;⑤对症处理。

(2)防治脑水肿:治疗脑挫裂伤的关键。

(3)促进脑功能恢复:应用营养神经药物。

(4)亚低温和高压氧治疗。

(5)重症监护室救治:对不能手术的重型患者,应在 ICU 病房接受生命体征监测。

(6)当非手术治疗无效、颅内压持续增高并出现脑疝迹象时,应行脑减压术或局部病灶清除术。

3.颅内血肿

各种急性颅内血肿,一经确诊,应立即行开颅血肿清除术并彻底止血。慢性硬脑膜下血肿,多采用颅骨钻孔术,术中置管冲洗清除血肿,术后引流 48～72 小时。

(四)护理评估

1.健康史

(1)详细了解受伤过程,如暴力大小、方向、性质、速度,当时有无意识障碍,其程度及持续时间;有无中间清醒期、逆行性遗忘;受伤当时有无口鼻、外耳道出血或脑脊液漏发生。

(2)是否出现头痛、恶心、呕吐等情况。初步判断是颅伤、脑伤或是复合损伤。

(3)同时应了解现场急救、转送情况及患者既往健康状况。

2.身体状况

(1)了解患者头部有无破损、出血,呼吸道是否通畅;观察有无意识障碍及其程度。

(2)有无瞳孔大小及对光反射变化;有无肢体抽搐、偏瘫、失语等局部症状和体征。

(3)有无头痛、呕吐及其程度;有无颅内压增高的症状和体征;有无严重生命体征紊乱、去大脑强直、高热、消化道出血等脑干损伤的体征。

3.辅助检查

CT、MRI 等检查,判断脑损伤的程度和类型。

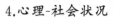

4.心理-社会状况

了解患者及家属的心理反应,因担心脑损伤给今后生活带来影响或留下后遗症等,可表现出焦虑、恐惧或忧虑等心理反应;还应了解家庭支持能力、程度及可利用的社会资源等。

(五)护理措施

1.保持呼吸道通畅

意识清醒者安置床头抬高 15°～30°卧位,以利于颅内静脉回流。昏迷或吞咽功能障碍者取侧卧位或侧俯卧位,及时清除呼吸道分泌物、呕吐物,呕吐时头转向一侧,以防呕吐物、分泌物误吸。深昏迷者应托起下颌或放置口咽通气道,以防舌后坠阻碍呼吸,必要时行气管插管或气管切开,使用呼吸机辅助呼吸。

2.营养支持

脑损伤后的应激反应可增强分解代谢,使血糖升高、乳酸堆积,后者可加重脑水肿,因此必须及时补充热量和蛋白质,以减轻机体消耗。早期可行肠外营养,对肠蠕动恢复、无消化道出血者可行肠内营养。昏迷患者可采取鼻胃管或鼻肠管喂养,成人每天补充总热量 8 400 kJ。

3.病情观察

(1)意识:意识障碍的程度可反映脑损伤的程度,其出血的早晚及有无继续加重是判断原发性和继发性脑损伤的重要依据(表 8-2)。

表 8-2 Glasgow 昏迷评分法

睁眼反应	计分	语言反应	计分	运动反应	计分
自动睁眼	4	回答正确	5	遵医嘱活动	6
呼唤睁眼	3	回答错误	4	刺痛定位	5
刺痛睁眼	2	语无伦次	3	躲避刺痛	4
不能睁眼	1	只能发声	2	刺痛肢屈	3
		不能发声	1	刺痛肢伸	2
				不能活动	1

最高 15 分,表示意识清楚,8 分以下为昏迷,最低为 3 分。

(2)生命体征:颅脑损伤后患者可出现持续的生命体征紊乱。

(3)瞳孔变化:根据瞳孔变化,提示病变损伤部位、程度。

(4)锥体束征:有定位意义。

(5)其他:观察有无脑脊液漏、呕吐、剧烈头痛或烦躁不安等颅内压增高的表现。

4.症状护理

躁动者应适当加以约束和保护,同时应积极查找原因,不可盲目使用镇静剂,以防掩盖病情,也不要做强制性约束,在患者由躁动转为安静或由安静变为躁动时,均提示病情变化。高热者给予降温护理,昏迷者按昏迷患者护理。

5.围术期护理

(1)观察病情:严密观察意识、生命体征、瞳孔、神经系统体征等变化。

(2)卧位:安置床头抬高 15°～30°卧位,以利于颅内静脉回流,减轻脑水肿。

(3)术前皮肤准备、交叉配血、麻醉药物及抗生素过敏试验、麻醉前用药等。

6.并发症的观察与护理

(1)昏迷患者并发症的护理。①压疮:保持皮肤清洁干燥,床单平整无皱褶,定时翻身,防止皮肤长时间受压,尤其应注意骶尾部、足跟、耳郭等骨隆突部位。②泌尿系统感染:导尿时应严格执行无菌操作,留置尿管期间应做好会阴部护理,若需长期导尿者,应行耻骨上膀胱造瘘术,以减少泌尿系统感染。③呼吸道感染:加强呼吸道护理,保持呼吸道通畅。④暴露性角膜炎:眼睑闭合不全者,角膜涂眼药膏保护,对无需随时观察瞳孔者,可用纱布遮盖上眼睑,必要时行眼睑缝合术。⑤失用综合征:每天进行 2～3 次四肢关节的被动活动及肌肉按摩,以防止或减轻关节挛缩和肌肉萎缩,保持患者肢体于功能位,防止足下垂。

(2)颅内压增高和脑疝的护理。①小脑幕切迹疝:颅内压增高的症状,剧烈头痛及频繁呕吐,烦躁不安;意识改变逐渐加重,对外界刺激反应迟钝或消失;双侧瞳孔不等大,初起时患侧瞳孔略缩小,光反应稍迟钝,以后患侧瞳孔逐渐散大,略不规则,直接及间接光反应消失,但对侧瞳孔仍可正常。如脑疝继续发展,则出现双侧瞳孔散大、光反应消失,这是由脑干内动眼神经核受压致功能失常所引起。肢体的自主活动减少或消失,肌力减退或间歇性地出现头颈后仰,四肢挺直,躯背过伸,呈角弓反张状,称为去大脑强直,是脑干严重受损的特征性表现。生命体征紊乱表现为血压、脉搏、呼吸、体温的改变,最后呼吸停止,血压下降,心脏停搏而死亡。②枕骨大孔疝:患者常只有剧烈头痛,反复呕吐,生命体征紊乱、颈项强直、疼痛,意识改变出现较晚,呼吸骤停发生较早,没有瞳孔的改变。③大脑镰下疝:引起患侧大脑半球内侧面受压部的脑组织软化坏死,出现对侧下肢轻瘫、排尿障碍等症状。

患者一旦出现典型的脑疝症状,应立即给予脱水治疗,以缓解病情,争取时间。确诊后,应尽快手术,去除病因,如清除颅内血肿等;若难以确诊或虽确诊但病变无法切除,可通过脑脊液分流术、侧脑室外引流术或病变侧颞肌下、枕肌下减压术等降低颅内压,挽救生命。

(3)蛛网膜下腔出血的护理:由脑挫裂伤所致,患者可出现头痛、发热、颈项强直等表现,应遵医嘱给予解热镇痛药物进行对症处理。必要时可行腰椎穿刺放出脑脊液,减轻血性脑脊液的刺激,缓解临床症状。

(4)外伤性癫痫的护理:任何部位的脑损伤均可引起癫痫发作,尤其是以大脑皮层运动区受损后多见。遵医嘱给予苯妥英钠口服,以预防发作;发作时立即给予地西泮缓慢静脉注射,并注意观察患者呼吸,防止呼吸抑制。

(5)消化道出血的护理:多由下丘脑或脑干损伤引起的应激性溃疡所致,大剂量糖皮质激素也是诱发出血的原因,遵医嘱给予药物对症治疗。

(六)健康指导

1.康复指导,加强营养

脑损伤后遗症的语言、运动或智力障碍在伤后1~2年内有部分恢复的可能,应提高患者的自信心,协助患者制订康复计划,进行功能锻炼。颅骨缺损者应防止意外,导致颅内损伤。

2.控制外伤性癫痫

在症状完全控制后1~2年,逐步停药,不可突然中断服药。癫痫患者不可独居、独行、登高、游泳等,以防发生意外。

3.心理指导

对患者在恢复过程中出现的头痛、耳鸣、记忆力减退等症状,及时给予解释和宽慰,使其树立信心,帮助患者尽早生活自理。

第二节　颅　内　肿　瘤

颅内肿瘤又称脑瘤,有原发性和继发性肿瘤两大类,是神经外科中最常见的疾病之一。原发性颅内肿瘤可发生于脑组织、脑膜、脑神经、垂体、血管及胚胎残余组织等。继发性颅内肿瘤指身体其他部位的恶性肿瘤转移至颅内的肿瘤。颅内肿瘤可发生于任何年龄,以20~50岁为多见。本节主要介绍常见的胶质瘤、脑膜瘤和垂体腺瘤。

一、胶质瘤

胶质瘤是指神经上皮组织来源的肿瘤,是最常见的原发性颅内肿瘤,主要有4种病理类型:星形细胞起源的肿瘤、少突胶质细胞起源的肿瘤、室管膜细胞起源的肿瘤和星形细胞-少突胶质细胞混合型起源的肿瘤,其中以星形细胞起源的肿瘤最多见,占75%。胶质瘤分为Ⅰ~Ⅳ级,Ⅲ~Ⅳ级为恶性胶质瘤,占所有胶质瘤的77.5%。

(一)病因

发病机制尚不明了,目前确定的两个危害因素是暴露于高剂量电离辐射和罕见综合征相关的高外显率基因遗传突变。不同类型的胶质瘤好发部位不同,此处仅讨论最常见的大脑半球胶质瘤。

(二)临床表现

(1)三主征:头痛、呕吐、视盘水肿。

(2)癫痫及相关脑叶的局灶性症状:癫痫、视幻觉、视野缺失、幻嗅、幻味、幻听、对侧同向偏盲、象限性偏盲、运动感觉障碍、失语等。

(三)治疗

(1)手术切除:首选,并结合其他治疗方式。

(2)预防颅内出血。

(3)注意抗癫痫药物的应用,监测血药浓度。

(4)保持水、电解质、酸碱平衡,营养支持。

(5)预防和处理并发症。

(6)及早发现脑疝危象,配合治疗。

(四)护理评估

1.健康史

(1)患病及诊疗经过:有无诱因,既往史,治疗和护理经过,药物的种类、剂量及疗效。

(2)目前状况:了解患者有无癫痫、幻嗅、视幻觉、视野缺损、运动感觉障碍、失语等症状。

(3)相关病史:询问患者有无家族病史,有无相关疾病。

2.身体评估

(1)一般状态:评估患者的生命体征、全身营养状态;有无其他嗜好等。

(2)专科评估：评估患者头痛的程度，有无癫痫、幻嗅、视幻觉、视野缺损、运动感觉障碍、失语等。

3.辅助检查

CT、MRI等检查，显示肿瘤的形态、大小、供血情况，有无囊性变及肿瘤与周围结构关系等。

4.心理-社会评估

评估患者及家属对疾病发生、病程、预后及健康保健知识的了解程度。

(五)护理措施

1.一般护理

保持病房环境舒适安静，避免强烈刺激，患者卧床时安置床挡，保护患者安全。

2.饮食护理

饮食宜清淡，多吃新鲜蔬菜、水果，适当进食鱼肉、鸡肉、蛋和奶制品，以保证足够蛋白质的摄入。

3.用药护理

遵医嘱按时给予抗癫痫药及脱水药物，指导患者及家属掌握药物的疗效、剂量、用法和不良反应。

4.病情观察

严密监测生命体征变化，观察患者头痛程度及用药后的缓解程度。重视患者的不适主诉，如头痛、头晕等，及时发现患者失语程度的变化，当患者头痛症状突然加重甚至出现恶心呕吐、视盘水肿、意识障碍等症状，同时伴有肢体运动障碍时，应考虑病情变化，及时通知医师。

5.围术期护理

(1)严密观察病情变化，患者头痛的程度、持续时间，用药后缓解程度，并严密监测生命体征，为病情变化提供动态依据。

(2)耐心、细心地与患者沟通，及时发现患者失语程度的变化及反应。

(3)禁止患者外出，把特殊、重症患者安排在护士站附近的病房，由责护看护，防止患者因肢体运动功能障碍发生外伤。

(4)嘱患者放松心情，讲解疾病相关知识，消除患者顾虑。

(5)遵医嘱完成交叉配血、皮试、剃头、留置导尿管、术前指导等术前准备。

6.术后并发症观察与处理

(1)脑疝：见前文"脑损伤"的护理。

(2)颅内出血:包括瘤内出血、蛛网膜下腔出血及脑内出血等。严密观察生命体征变化,特别是血压、脉搏变化,高颅内压时血压上升,脉搏下降。

(3)颅内感染:患者术后留置瘤腔引流管,易引起颅内感染,应严格遵循引流管护理常规。观察体温,查看血常规结果;保持引流通畅,观察引流液颜色、性质、量,不可随意调节引流袋的高度和位置。患者头枕无菌治疗巾,并定时更换,妥善固定,避免牵拉、受压等。

(六)健康指导

(1)注意观察伤口情况,监测体温。伤口拆线后,如愈合良好,2周后可洗头,动作轻柔,避免抓破切口,应尽量少去公共场所,以防交叉感染。

(2)遵医嘱按时服用抗癫痫药,了解药物的不良反应,有效预防癫痫发作。

(3)合理膳食,饮食宜清淡,多吃新鲜蔬菜、水果,适当进食鱼肉、鸡肉、蛋和奶制品,以保证足够蛋白质的摄入。

(4)生活规律,避免用脑过度。

(5)定期门诊随访,3个月或半年复查头部 MRI、CT 等。如出现头痛、肢体运动障碍、癫痫发作等情况应及时就诊。

二、脑膜瘤

脑膜瘤是起源于脑膜及脑膜间隙的衍生物。它们可能来自硬膜成纤维细胞和软脑膜细胞,但大部分来自蛛网膜细胞,也可以发生在任何含有蛛网膜成分的地方,约占颅内肿瘤的 20%,良性居多,生长缓慢,多位于大脑半球矢状窦旁,邻近的颅骨有增生或被侵蚀的迹象,彻底切除可预防复发。

(一)病因

脑膜瘤的病因迄今不完全清楚,可能与一定的内环境改变和基因变异如颅脑外伤、放射性照射、病毒感染及合并双侧听神经瘤等因素有关。

(二)临床表现

1.颅内压增高

主要是头痛、呕吐和视盘水肿。

2.局灶性症状和体征

不同部位脑膜瘤可产生不同定位症状和体征。

(1)精神症状:常见于额叶脑膜瘤,表现为痴呆和性格改变。

(2)癫痫发作:额叶脑膜瘤较易出现,其次为颞叶、顶叶脑膜瘤多见。可表现为全身阵挛性大发作或局限性发作。

(3)感觉障碍:为顶叶脑膜瘤的常见症状,表现为两点辨别觉、实体觉及对侧肢体的位置觉障碍。

(4)运动障碍:表现为肿瘤对侧肢体或肌力减弱,或呈上运动神经元完全性瘫痪。

(5)失语症:见于优势大脑半球的脑膜瘤,可分为运动性失语、感觉性失语、混合性失语和命名性失语等。

(6)视野损害:枕叶及颞叶深部脑膜瘤因累及视辐射,从而引起对侧同象限性视野缺损或对侧同向性偏盲。

(三)治疗

(1)手术切除:首选。

(2)注意术后再出血或脑水肿的发生。

(3)注意抗癫痫药物的应用,预防癫痫发作。

(4)控制感染。

(5)预防和处理并发症。

(6)早发现脑疝危象,配合治疗。

(四)护理评估

1.健康史

(1)患病及诊疗经过:有无诱因,既往史,治疗和护理经过,药物的种类、剂量及疗效。

(2)目前状况:了解患者疾病发生的急缓,有无癫痫、偏瘫、视野缺损、失语等症状。

(3)相关病史:询问患者有无家族病史,有无相关疾病。

2.身体评估

(1)一般状态:评估患者的生命体征、全身营养状态,有无其他嗜好等。

(2)专科评估:评估患者头痛的程度,有无癫痫、偏瘫、视野缺损、失语等症状。

3.辅助检查

CT、MRI等检查,可显示肿瘤的形态、大小、供血情况,有无囊性变及肿瘤与周围结构关系等。

4.心理-社会评估

评估患者及家属的心理承受能力,对疾病发生、病程、预后及健康保健知识的了解程度。

(五)护理措施

1.一般护理

保持病房环境舒适安静,避免强烈刺激,患者卧床时安置床挡,保护患者安全。

2.饮食护理

饮食宜清淡,多吃新鲜蔬菜、水果,适当进食鱼肉、鸡肉、蛋和奶制品,以保证足够蛋白质的摄入。如患者既往患有高血压,在饮食上还要控制食盐的摄入,一般每天以 5 g 为宜。

3.药物治疗与护理

遵医嘱按时、准确给予脱水、抗癫痫等药物治疗,以预防癫痫发作。

4.病情观察

严密观察患者的头痛程度、持续时间,用药后是否缓解及缓解程度,同时严密监测生命体征,适时加强与患者的沟通,当患者头痛症状突然加重甚至出现恶心、呕吐、意识障碍等症状,同时伴有肢体运动障碍、失语、视力与视野障碍等症状改变时,应考虑病情变化,及时通知医师。

5.围术期护理

(1)严密观察病情变化,特别是患者头痛的程度、持续时间、用药后缓解程度,并严格监测生命体征,为病情变化提供动态信息。

(2)嘱患者卧床休息,床头抬高 15°～30°,有利于颅内静脉回流,减轻脑水肿,保持呼吸道通畅,设床挡保护,保持病房安静,减少刺激。

(3)配合医师积极治疗患者原有高血压病,定时监测血压。

(4)嘱患者放松心情,讲解疾病相关知识,消除患者顾虑。

(5)遵医嘱完成配血、皮试、剃头、留置导尿管、术前指导等术前准备。

6.术后并发症观察与处理

(1)颅内出血:观察患者意识、瞳孔、血压及脉搏,尤其是血压的变化。观察临床症状改变,如视、听、运动等功能有逐渐下降趋势,提示可能有脑水肿或再出血。

(2)颅内压增高:严密监测生命体征,特别是意识、瞳孔、血压,床头抬高15°～30°,有利于颅内静脉回流,减轻脑水肿。遵医嘱正确给予脱水药物治疗。

(3)癫痫:保持病房舒适安静,避免强烈刺激;患者卧床时安置床挡保护;遵医嘱按时、准确给予抗癫痫药;癫痫发作时,要求患者平卧,保持呼吸道通畅,松开衣领,头转向一侧,防止呼吸道分泌物流入气管引起呛咳、窒息,另外要保护好舌头,以免咬伤。

(4)下肢深静脉血栓:注意下肢静脉血管的保护,提高静脉穿刺的技能,尽量避免下肢穿刺,正确穿着抗血栓弹力袜,保持肢体的功能位置,协助患者进行肢体主动、被动运动,在医师允许下,鼓励并协助患者早期下床活动。

(六)健康指导

(1)伤口拆线后,如愈合良好,2 周后可洗头,动作轻柔,避免抓破切口。应尽量少去公共场所,以防交叉感染。

(2)遵医嘱按时服用抗癫痫药,了解药物的不良反应,有效预防癫痫发作。

(3)合理膳食,饮食宜清淡,多吃新鲜蔬菜、水果,适当进食鱼肉、鸡肉、蛋和奶制品,以保证足够蛋白质的摄入。如患者既往患有高血压,在饮食上还要控制食盐的摄入,一般每天以 5 g 为宜。

(4)适度进行康复锻炼,要循序渐进,持之以恒,鼓励患者在日常生活中做力所能及的事情,不要指责患者,帮助其树立信心。

(5)生活规律,避免用脑过度。

(6)定期门诊随访,3 个月或半年复查头颅 MRI、CT 等。如出现头痛、肢体运动障碍、语言障碍、癫痫发作等情况应及时随诊。

三、垂体腺瘤

垂体腺瘤是蝶鞍区最常见的良性肿瘤,占颅内肿瘤的 10%,垂体具有复杂而重要的内分泌功能,分为腺垂体和神经垂体。

(一)病因

垂体腺瘤的发生和发展与其内在基因缺陷有关

(二)临床表现

(1)功能性垂体腺瘤。①催乳素型:表现为闭经、溢乳、不育。②生长激素型:表现为巨人症、面容改变、肢端肥大症。③促肾上腺皮质激素型:表现为高血压、向心性肥胖、满月脸。④促甲状腺激素型:表现为饥饿、多食、多汗、畏寒、情绪烦躁等。⑤促性腺激素细胞瘤:表现为性欲下降。

(2)头痛。

(3)视力视野障碍。

(4)其他神经和脑损害。肿瘤压迫垂体柄和下丘脑可出现尿崩症和下丘脑功能障碍,累及第三脑室可出现颅内压增高症状。另外,还可出现癫痫、脑脊液漏和嗅觉障碍。

(三)治疗

(1)手术治疗:经额颞入路或翼点入路垂体瘤切除术、经口鼻蝶入路垂体瘤切除术。

(2)放射治疗。

(3)药物治疗。

(四)护理评估

1.健康史

(1)患病及诊疗经过:有无诱因,既往史,治疗和护理经过,是否服用过激素及抗利尿类药物,药物的种类、剂量及疗效。

(2)目前状况:了解患者有无功能性垂体症状,有无头痛、视力与视野障碍及其他神经和脑损害症状。

(3)相关病史:询问患者有无家族病史,有无相关疾病。

2.身体评估

(1)一般状态:评估患者的生命体征;患者的营养状态;摄入量及排泄情况是否正常;有无其他嗜好等。

(2)专科评估:是否有闭经、溢乳、不育、巨人症、面容改变、肢端肥大、高血压、向心性肥胖、满月脸、饥饿、多食、多汗、畏寒、情绪烦躁、性欲下降、头痛、视力视野障碍及其他神经和脑损害等。

3.辅助检查

CT、MRI等检查,可以显示肿瘤的形态、大小、供血情况,有无囊性变及肿瘤与周围结构关系等。

4.心理-社会评估

评估患者及家属对疾病发生、病程、预后及健康保健知识的了解程度。

(五)护理措施

1.一般护理

嘱患者卧床休息,保持病室空气清新,地面整洁,定时通风,限制探视人员,为患者创造一个安全、安静、舒适的休息环境。

2.饮食护理

保证患者摄入量、饮水量,提供高蛋白、高维生素食物,如牛奶、低糖水果、蔬菜等,提高机体抵抗力。

3.用药护理

指导患者及家属正确的服用激素及抗利尿类药物,了解药物的不良反应,有效控制垂体功能低下,及时发现药物的不良反应。

4.病情观察

密切观察患者意识、生命体征变化,以及视力视野障碍者的安全管理,特别注意观察尿量变化及 24 小时出入量情况,防止电解质紊乱。

5.围术期护理

(1)经口鼻蝶肿瘤切除术的患者,术前 3 天用氯麻液滴鼻及朵贝尔液漱口;术前一天剪鼻毛,并清洁鼻腔;指导术前患者练习张口呼吸。

(2)患者有视力视野障碍时外出应有专人陪伴。

(3)严密观察生命体征,及时发现病情变化或术后血肿、脑积水并给予对症处理。

(4)准确记录 24 小时出入量,定时监测电解质,早期发现尿崩症及电解质紊乱。

(5)术前告知经口鼻蝶手术患者若口腔内有引流条不可拽出,不能用力咳嗽、打喷嚏、擤鼻,防止脑脊液鼻漏发生。

6.术后并发症观察与护理

(1)尿崩症:准确记录每小时尿量,总结 24 小时出入量,如果出现尿量>4 000 mL/d或>250 mL/h,尿色清白,尿比重<1.005,可以诊断为尿崩症。及时报告医师,根据病情及时调整补液量。

(2)有外伤的危险:告知患者不可擅自外出,外出检查有专人陪伴,危险物品放在远离患者的专用柜上,告知患者不可自行取暖水瓶等物品。保持病房地面清洁干燥,加强交接,保证患者安全。

(3)有误吸的危险:患者床旁备好吸痰物品及设备,手术当天给予患者平卧位,头偏向一侧,及时清除口腔内的分泌物、呕吐物,保持呼吸道通畅,防止呕吐误吸。

(4)感染:脑脊液鼻漏、耳漏患者应平卧或患侧卧位,禁止向健侧卧位,以防逆行感染;准确记录脑脊液外漏量、性质、颜色,定期做脑脊液培养;监测体温;及时以盐水棉球擦洗外耳道、鼻腔血迹及污垢,禁止填塞或冲洗耳道;避免咳嗽、打喷嚏、用力排便等高压气流的冲击,以免加重瘘口损伤;每天按时做口腔护理,防止经口腔逆行感染;保持病室空气清新,定时通风,限制探视人员,尽量避免导致外源性感染的因素。

(5)水、电解质紊乱:严格记录 24 小时出入量,必要时每小时总结患者出入量变化。如发现尿量>250 mL/h 或连续 2 小时>500 mL/h,尿色清白,尿比重<1.005 应及时通知医师,并密切观察患者的意识状态,若患者精神萎靡,可能发生低钠血症,遵医嘱及时留取血标本,及时查看检验结果。

(六)健康指导

(1)告知患者及家属每月到医院抽静脉血复查皮质醇、甲状腺激素等,到内分泌科就诊调药,遵医嘱减药、停药。

(2)教会患者及家属观察尿量、尿色变化,量杯记饮水量,给患者食物含水量表记录每天进餐含水量,自备量桶记录尿量,控制尿量。

(3)经口鼻蝶术后患者,避免排便用力、打喷嚏、大幅度改变体位。

(4)禁忌暴饮暴食,少食辛辣食物,防止大便干燥。

(5)少去公共场所,预防感冒,注意肢体功能锻炼,增强机体抵抗力。

第九章

泌尿外科疾病的护理

第一节　尿 路 结 石

尿路结石又称尿石症,指在泌尿系统内因尿液浓缩沉淀形成颗粒或成块样聚集物,包括肾结石、输尿管结石、膀胱结石和尿道结石。结石可见于肾、膀胱、输尿管和尿道的任何部位,但以肾与输尿管结石为常见。

泌尿系统结石是泌尿系统的常见病、多发病。近年来发病率有上升趋势,复发率高。发病时间以夏秋季节多发。好发人群以高温、高空作业者,司机,农村重体力劳动者以及长期卧床的患者居多。发病年龄为 25～50 岁,常见于 30～40 岁。男女发病比例为 3∶1。

一、病因

泌尿系统结石的成因十分复杂。泌尿系统结石主要成分:草酸钙结石最常见,磷酸盐、尿酸盐、碳酸盐次之,胱氨酸结石罕见。多数结石混合两种或两种以上成分。

(1)跟职业、饮食成分、水分摄入量、气候及尿液因素有关。

(2)解剖结构异常,如尿路梗阻、尿路感染等也易形成结石。

二、临床表现

临床表现因结石所在部位不同而表现不同。

(1)肾与输尿管结石:典型表现是腰腹部剧烈疼痛,伴有恶心、呕吐及血尿。

(2)上尿路结石:主要表现为与活动有关的肾区疼痛和血尿。

(3)膀胱结石:主要表现为膀胱刺激症状,如尿频、尿急和排尿终末疼痛。典型症状为排尿突然中断并感觉疼痛。

(4)尿道结石:主要表现为排尿困难、点滴状排尿及尿痛,甚至造成急性尿潴留。

三、治疗

结石防治的主要目的:一是去除病因,防止复发;二是清除结石,保护肾脏功能。可以根据结石大小、位置、数量、肾功能和全身状态、代谢、梗阻、感染及其程度而定。

(一)非手术治疗

结石小于 0.6 cm,无尿路梗阻、无感染,可先采用保守疗法。

1.水化疗法

大量饮水,每天 2 500～3 000 mL,最多可饮 4 000 mL。

2.体外冲击波碎石

(1)适应证:适用于肾、输尿管上段结石。对于直径小于 2 cm 的肾结石、直径小于 1 cm 的输尿管结石等效果很好,为首选治疗方法。

(2)禁忌证:有全身出血性疾病者、戴心脏起搏器的患者、躯体畸形的患者、严重的心肺功能障碍患者、孕妇。

(3)通过 X 线或 B 超对结石进行定位,利用高能冲击波聚焦后作用于结石,使结石裂解。直至粉碎成细沙,随尿液排出体外。

(二)手术治疗

开放性手术治疗可采取肾盂切开取石术、肾实质切开取石术、肾部分切除术、肾切除术、输尿管切开取石术。对于膀胱结石,选择经尿道膀胱镜取石或碎石、耻骨上膀胱切开取石术。

1.传统开放手术

目前开放式手术取石比率已经大幅度降低,仅仅占外科治疗总数的 1%～5%,而且有被腔镜取代的趋势,主要用于以下情况:结石远端存在尿路狭窄,需要在取石的同时进行尿路成型者;经体外冲击波碎石和经皮肾镜取石失败者;体积过大或数目过多的复杂性肾结石;结石导致肾脏功能丧失而被迫进行肾切除者。

2.微创手术

对上尿路结石,微创手术可以采用经皮肾镜取石术或碎石术、输尿管镜取石或碎石术、腹腔镜输尿管取石术。

四、护理评估

(一)健康史

了解患者的年龄、职业、生活环境、饮食和饮水情况及特殊爱好；了解疼痛的性质，有无血尿、排尿困难、膀胱刺激征和尿路感染的表现；了解患者的家族史、服药史、感染史，有无泌尿系统梗阻、感染和异物史；有无甲状腺功能亢进症、痛风、肾小管酸中毒、长期卧床病史；了解药物、钙剂等药物的应用情况。

(二)身体状况

1.局部

叩痛部位。

2.全身

肾功能状态和营养状况，有无其他合并疾病的体征。

3.体征

结石所致肾积水，可在上腹部扪及增大的肾。个别患者的结石不引起任何症状，只是在体检时发现。

(三)辅助检查

血、尿常规是否异常，影像学检查是否异常，内镜检查是否显示有结石的存在。

(四)术后评估

了解患者结石排出的情况；尿路梗阻是否解除；肾功能恢复情况；切口愈合情况；有无发生尿路感染。

(五)心理-社会评估

结石复发率高，肾、输尿管结石梗阻可以引起肾功能进行性衰退，特别是肾结石，最终可发展为尿毒症。此类患者的预后有很多的心理问题，希望能经过手术治疗使结石排出。

五、护理措施

(一)一般护理

密切观察患者疼痛的部位、性质、程度、伴随症状及生命体征；发作期患者应卧床休息；指导患者用分散注意力、深呼吸等非药物性方法缓解疼痛，不能缓解时，遵医嘱应用镇痛药物，安慰鼓励患者，树立战胜疾病的信心。

(二)饮食护理

若患者无反应,如头晕、恶心、呕吐等,可正常进食。多饮水可增加尿量,有利于结石的排出。

(三)药物治疗与护理

(1)调节尿 pH:口服枸橼酸钾、碳酸氢钠等,碱化尿液可治疗与尿酸或胱氨酸相关的结石。口服氯化铵使尿液酸化,有利于防止磷酸钙及磷酸镁铵的生长。

(2)调节代谢的药物:别嘌醇可降低血和尿的尿酸含量,乙酰半胱氨酸有降低尿中胱氨酸及溶石作用。

(3)解痉止痛:主要治疗肾绞痛。常用药物有阿托品、哌替啶。此外,局部热敷,针刺,应用钙通道阻滞剂、吲哚美辛、黄体酮等也可缓解肾绞痛。

(4)抗感染:根据尿细菌培养及药物敏感试验选用适合的抗菌药控制感染。

(5)中医中药治疗:以清热利湿、通淋排石为主,佐以理气活血、软坚散结。常用的中成药有尿石通等。

(四)手术治疗的护理

1.术前护理

协助做好术前检查:除常规检查外,应注意患者的凝血功能是否正常,若患者近期服用阿司匹林、华法林等抗凝药物,应嘱患者停药,待凝血功能正常后再行碎石术。指导患者术前常规禁食水,术日晨灌肠,术区备皮。

术区备皮范围如下。

(1)腹部手术(膀胱结石):上平剑突,下至大腿上 1/3 前、内侧及外阴部,两侧至腋后线。

(2)肾区手术(上尿路结石):上起乳头连线,下至腹股沟(包括外阴部),前后均超过正中线。

2.术后护理

(1)病情观察:根据麻醉方式决定术后体位。每半小时或 1 小时测量一次生命体征,观察患者的神志、面色及精神状况。准确记录 24 小时出入量,并观察创腔引流管及肾造瘘管的情况,观察引流液的性质、颜色及量。鼓励可进食的患者多饮水。

(2)肾造瘘引流管的护理:皮肤上的固定点必须顺着造瘘管的插入方向,用胶布固定;指导患者翻身前先将造瘘管留出一定长度,然后再翻向对侧,下床活动时必须先将造瘘管拿好;定时挤压引流管。若发现引流不畅,可在无菌操作下,使用适量的生理盐水(5～10 mL)反复冲洗;观察肾造瘘管周围敷料情况,发现渗血、渗液要及时更换。

(3)留置双J管及尿管的护理。①术中常规放置双J管,有内支架和内引流的作用。置管期间观察有无血尿、尿路刺激症状、尿液反流等情况。一般术后4周拔除双J管。②留置导尿管应持续开放,保持引流通畅,以减轻膀胱内压力,减少膀胱尿液反流至肾盂的机会,保持肾内低压状态。妥善固定,避免折叠、扭曲、受压,其高度不超过耻骨联合水平,防止发生逆行感染,鼓励患者多饮水,每天3 000 mL以上,以便有足够的尿液持续自然地冲洗尿道,并观察尿液的颜色和量,做好记录。③做好尿道口护理:每天2次用碘伏棉球清洁尿道外口,防止逆行感染。术后留置尿管时间为3～5天,拔管前夹管,每2小时开放1次,训练膀胱排尿1～2天后,待膀胱内充满尿液时拔管,拔管后即让患者自行排尿。④观察排石效果:观察尿液内是否有结石排出,每次排尿于玻璃或金属盆内,可以看到或听到结石的排出。用纱布过滤尿液,收集结石碎渣作成分分析;定期拍摄腹部平片以观察结石排出情况。

(五)并发症预防与护理

1.血尿

观察血尿变化情况,遵医嘱应用止血药物。肾实质切开者,应卧床2周,减少出血机会。

2.感染

(1)加强观察:注意患者生命体征,尿液颜色、性状及尿液检查的结果。

(2)饮水:鼓励患者多饮水,可以起到内冲刷的作用,也有利于感染的控制。

3.做好伤口及引流的护理

经皮肾镜取石术后常规放置肾盂造瘘管,必要时放置输尿管引流管,开放性手术后常见引流管有伤口引流管、留置导尿管、肾盂造瘘管、输尿管支架管、膀胱造瘘管等,应保持通畅和做好相应护理。

4.有感染者

遵医嘱应用抗菌药控制感染。

六、健康指导

随着人们生活水平的不断提高,结石的发病率也在不断增高,但是只要在生活中多加注意,就能起到预防的作用。

(一)注意膳食结构

根据尿石成分的不同,饮食调理应该采取不同的方案。如草酸钙结石患者宜少食草酸钙含量高的食品,如菠菜、西红柿、马铃薯、草莓等。少食盐,应将每天的盐分摄取量减至 2~3 g。

(二)治疗引起泌尿系统结石的某些原发病

甲状旁腺功能亢进会引起体内钙磷代谢紊乱而诱发磷酸钙结石。因此,需要先治疗甲状旁腺疾病。尿路梗阻性因素,如肿瘤、前列腺增生及尿道狭窄等会造成尿液蓄积,导致尿中的有机物沉淀,就可能增大而变成非晶体的微结石。所以,治疗引起泌尿系统结石的某些原发病对于预防结石复发也非常重要。

(三)预防和治疗泌尿系统感染

泌尿系统感染是尿石形成的主要局部因素。

(四)服用中药

每隔一定时间,用中药金钱草和海金沙泡水服,有利于排出体内细小的结石。

(五)多饮水

增加尿量有利于体内多种盐类、矿物质的排出。当然,应该注意饮水卫生,注意水质,避免饮用含钙过高的水。

(六)多活动

如散步、慢跑等。体力好的时候还可以原地跳跃,同样有利于预防泌尿系统结石复发。

(七)复查

定期尿液检查、X 线或 B 超检查,观察有无复发及残余结石情况。

第二节　良性前列腺增生

良性前列腺增生简称前列腺增生,是引起中老年男性排尿障碍最为常见的一种良性疾病,主要表现为组织学上的前列腺间质和腺体成分的增生、解剖学上的前列腺增大、尿动力学上的膀胱出口梗阻,在临床上以下尿路症状为主要表现。一般在 50 岁以后出现临床症状。

一、病因

确切病因尚不清楚,目前一致认为老龄和有功能的睾丸是发病的基础,两者缺一不可。可能是由于上皮和间质细胞的增殖和细胞凋亡的平衡破坏引起。相关因素有雄激素及其与雌激素的相互作用、前列腺间质-腺上皮细胞的相互作用、生长因子神经递质等。

二、临床表现

(一)症状

(1)尿频、尿急:尿频是最常见的早期症状,夜间更为明显。

(2)排尿困难:进行性排尿困难是前列腺增生最主要的症状。典型表现是排尿迟缓、断续、尿细而无力、射程短、终末滴沥、排尿时间延长。

(3)尿潴留、尿失禁:严重梗阻者膀胱残余尿增多,长期可以导致膀胱无力,发生尿潴留或充盈性尿失禁。

(二)体征

直肠指诊可以触及增大的前列腺,表面光滑、质韧、边缘清楚,中间沟变浅或消失。

(三)并发症

急性尿潴留、肉眼血尿、泌尿系统感染、膀胱结石、继发性上尿路积水。

三、治疗

(一)观察随访

无明显症状或症状较轻者,一般无需治疗,但是要密切随访。

(二)药物治疗

适用于刺激期和代偿早期的前列腺增生患者。目前,良性前列腺增生标准的治疗药物为 α_1 受体阻滞剂、5α-还原酶抑制剂。

(三)手术治疗

良性前列腺增生患者合并膀胱大憩室、腹股沟疝、严重的痔疮或脱肛,临床判断不解除下尿路梗阻难以达到治疗效果者,应当考虑外科治疗:耻骨上经膀胱前列腺切除术及耻骨后前列腺切除术。

手术治疗的适应证:中、重度良性前列腺增生患者,下尿路症状已明显影响患者的生活质量,尤其是药物治疗效果不佳,可以考虑外科治疗。当良性前列腺增生导致以下并发症时,建议采用外科治疗。

(1)反复尿潴留(至少在一次拔管后不能排尿或发生两次尿潴留)。

(2)反复血尿,5α-还原酶抑制剂治疗无效。

(3)反复泌尿系统感染。

(4)膀胱结石。

(5)继发性上尿路积水(伴或不伴肾功能损害)。

(四)经尿道前列腺切除术

主要治疗前列腺体积在 80 mL 以下的良性前列腺增生患者,技术熟练的医师可以适当放宽对前列腺体积的限制。因冲洗液吸收过多导致的血容量扩张及稀释性低钠血症发生率为 2%,其危险因素包括:术中出血过多、手术时间长和前列腺体积大等。需要输血的概率为 2%~5%。

(五)其他治疗

(1)激光治疗:Nd-YAG 激光有接触性、非接触性和组织内插入等方式,疗效不是十分理想。目前应用钬激光治疗前列腺增生,疗效肯定。

(2)经尿道球囊高压扩张术

(3)前列腺尿道网状支架。

(4)经尿道热疗。

(5)体外高强度聚焦超声等缓解前列腺增生引起的梗阻症状有一定疗效,适用于不能耐受手术的患者。

四、护理评估

(一)健康史

了解患者吸烟、饮食、饮酒及性生活等情况;患者平时饮水习惯,是否有足够的液体摄入量和尿量;了解患者一般情况,有无活动有关的血尿、疼痛、尿石等身体状况;有无因结石梗阻造成发热或导致肾积水;了解有无家族史、地域及饮食习惯。

(二)身体状况

了解结石的位置、大小、数量、血尿及疼痛的程度;有无高热、肾积水造成肾脏损害的程度。

(三)辅助检查

尿常规可以确定下尿路症状患者是否有血尿、蛋白尿、脓尿及尿糖等;B超检查结果是否正常;尿流率检查结果是否异常;前列腺特异性抗原的数值是否正常。

(四)术后评估

评估膀胱引流是否通畅,膀胱冲洗液的颜色、血尿的程度及时间;切口愈合情况;是否出现膀胱痉挛;有无发生出血、尿失禁、经尿道前列腺电切综合征;水、电解质平衡情况。

(五)心理-社会评估

护士应了解患者及家属对疾病的认知情况,如采取的治疗方法、手术可能出现的并发症等,以及家庭的经济情况,评估患者是否有焦虑、紧张情绪,患者及家属是否了解治疗及护理方法等。

五、护理措施

(一)术前护理

1.心理护理

针对患者的心理特点,向患者讲解手术的优越性,术后的注意事项,并介绍手术成功的病例,使患者进入最佳的心理状态。

2.术前准备

积极控制尿路感染,对有尿潴留者应留置导尿管并保持有效引流。完善术前各项辅助检查,排除手术、麻醉禁忌证,术前一天备皮,术前晚及术晨用 0.2% 肥皂水清洁灌肠,保证充足的睡眠,必要时遵医嘱给予安眠药。

(二)术后护理

(1)密切观察患者的意识状态、呼吸、血压、脉搏的变化。

(2)饮食:肠蠕动恢复后可进食高蛋白、富有营养的易消化食物,保持大便通畅,避免因排便用力使前列腺窝出血,多饮水,每天 2 500～3 000 mL。

(3)做好膀胱冲洗护理:根据血色调节冲洗速度,准确记录尿量、冲洗量和排出量,尿量=排出量-冲洗量。行持续膀胱冲洗,勿使导管扭曲、受压及脱落。注意冲洗液的温度。

(4)保持引流的通畅、注意观察尿液的颜色,如有血块堵塞引流管,及时冲洗直至引流液呈清澈或粉红色。

（5）疼痛时可做深呼吸运动，必要时可通过应用止痛剂缓解疼痛。术后常规给予缓泻剂，术后 5 天内不易灌肠。

（6）卧床期间按摩肢体受压部位，防止深静脉血栓形成。

（7）拔除气囊导尿管后，应勤解小便，防止膀胱内压力增高继发出血。由于老年人卧床时间长，活动少，拔管后不要立即离床活动，应逐渐增加活动量，防止加重心脏负担。

（8）膀胱痉挛的预防及护理：膀胱痉挛是前列腺气化电切术后早期最常见的并发症。多在术后 3 天内出现，给患者带来极大的痛苦。膀胱痉挛的原因一般为膀胱逼尿肌不稳定、创伤、引流不畅、冲洗液温度不适、冲洗速度过快、精神因素等，表现为下腹明显胀满感、急迫的排尿感。膀胱冲洗不畅、冲洗液反流、血尿加重，及时给予止痛、解痉药物和膀胱按摩，尽早缓解症状。

（9）并发症的护理。

经尿道前列腺电切综合征：行经尿道前列腺电切术的患者因术中大量的冲洗液被吸收可导致血容量急剧增加，可以出现稀释性低钠血症，患者可在几小时内出现烦躁、恶心、抽搐、昏迷，严重者出现肺水肿、脑水肿、心力衰竭等，成为经尿道前列腺电切综合征，应加强观察，一旦出现，遵医嘱给予利尿剂、脱水剂，减慢输液速度，对症处理。

尿频、尿失禁：为减轻拔管后出现的尿失禁或尿频现象，一般在术后 2～3 天嘱患者练习收缩腹肌、臀肌及肛门括约肌；也可辅以针灸或理疗等。尿失禁或尿频一般在术后 1～2 周内可缓解。

出血：加强观察。指导患者在术后 1 周，逐渐离床活动；避免增加腹内压的因素，禁止灌肠或肛管排气，以免造成前列腺窝出血。

六、健康指导

（一）用药指导

教会患者如何服用药物及药物常见不良反应的应对措施。

（二）疾病知识指导

排尿功能训练：若有溢尿现象，指导患者继续做肛提肌训练，以尽快恢复尿道括约肌的功能；自我观察及预防有无尿道狭窄发生，若有及时到医院就诊；附睾炎常在术后 1～4 周发生，若出现阴囊肿大、疼痛、发热等症状及时就诊。

（三）性生活指导

经尿道前列腺电切术后 1 个月、经膀胱切除术后半个月，原则上可以恢复性生活。若出现逆行射精现象,不影响性交,少数患者可出现阳痿,可以先采取心理治疗,同时查明原因,再进行针对性治疗。

(四)饮食指导

培养良好的饮食习惯,不食用辛辣刺激性食物,禁烟酒,少饮咖啡、浓茶,多饮凉开水,多选择高纤维植物和植物性蛋白,多食用新鲜蔬菜、水果、粗粮大豆等。多饮水可以稀释尿液减少创面刺激。多吃易消化食物、防止大便干燥。

(五)定期复查

告知患者手术后 2～30 天,术区凝固性坏死的组织脱落,5%患者可出现血尿,可以自行消失,若出血严重要及时到医院就诊。定期做尿动力学检查、前列腺 B 超检查,定期复查尿流率及残余尿量。

第十章

骨科疾病的护理

第一节 骨 折

骨折是指骨的完整性或连续性中断。

一、病因

(一)直接暴力

暴力直接作用于局部骨骼使受伤部位发生骨折,常伴有不同程度的软组织损伤。

(二)间接暴力

暴力通过传导、杠杆、旋转和肌收缩使肢体受力部位的远处发生骨折。

(三)积累性劳损

长期、反复、轻微的直接或间接外力可致使肢体某一特定部位骨折,也称为疲劳性骨折。

(四)骨骼疾病

如骨质疏松、骨髓炎、骨结核和骨肿瘤等导致骨质破坏,在轻微的外力下发生的骨折,称为病理性骨折。

二、临床表现

(一)症状

大多数骨折一般只引起局部症状,严重骨折和多发性骨折可导致全身反应。

1.休克

骨折后休克的主要原因是出血,特别是骨盆骨折、股骨骨折和多发性骨折,

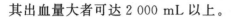

其出血量大者可达 2 000 mL 以上。

2.发热

骨折后一般体温正常,出血量较大的骨折,如股骨骨折、骨盆骨折,血肿吸收时可出现低热,但一般不超过 38 ℃。开放性骨折患者出现高热时,应考虑感染的可能。

3.局部疼痛、肿胀、瘀斑或出血和功能障碍

骨折及合并损伤处疼痛;局部可见软组织出血、肿胀,甚至出现张力性水疱;外伤后由于血红蛋白分解,皮下瘀斑可变为紫色、青色或黄色;开放性骨折时,可见骨折部位出血。

(二)骨折的特有体征

1.畸形

骨折端移位可使患肢外形发生改变,主要表现为缩短、成角或旋转畸形。

2.异常活动

正常情况下肢体不能活动的部位,骨折后出现不正常的活动。

3.骨擦音或骨擦感

骨折断端之间互相摩擦时所产生的轻微音响及感觉。

三、治疗

骨折的治疗有三大原则,即复位、固定和康复治疗。

(一)复位

临床可根据对位和对线是否良好衡量复位程度。完全恢复到正常解剖位置者,称解剖复位;不明显影响愈合后功能者,称功能复位。

1.闭合复位

闭合复位是指通过非手术方法达到骨折端复位,包括手法复位和牵引复位。

2.切开复位

切开复位是采用手术的形式切开骨折部位的软组织,暴露骨折端,在直视下将骨折复位。

(二)固定

已复位的骨折部位必须持续固定于良好位置,直至骨折愈合。常用方法有外固定和内固定。

1.外固定

常用方法有以下几种。

(1)小夹板:适合四肢闭合性、无移位、稳定性骨折的患者。

(2)石膏绷带:可用于骨折复位后的固定。

(3)持续牵引:通过在身体某一部位采用拉力而达到对位、复位和固定的作用。

(4)外固定器:骨折复位后,在远离骨折处经皮肤小切口将钢针穿过骨骼,利用夹头在钢针上的移动和旋转矫正骨折移位,最后用外金属架固定。

2.内固定

采用金属或可降解材料,将切开复位的骨折固定在适当位置。

(三)康复治疗

(1)在病情允许的情况下,尽早鼓励患者进行伤肢的功能锻炼,防止关节僵硬及肌肉失用性萎缩。

(2)锻炼应遵循"循序渐进"的原则,活动范围从小到大,次数由少到多,时间由短至长,强度由弱至强,与患者共同制订锻炼计划。

早期锻炼:一般在骨折后 2 周内。此时,损伤部位肿胀消退,骨痂尚未形成。锻炼方式主要限于肢体原位不动,自主的肌肉收缩和舒张,如握拳和足趾运动。

中期锻炼:一般在骨折后 3~6 周。损伤反应消退,肿胀消失,骨痂逐步生长成熟。上肢可较大幅度地活动肩、肘、腕关节,下肢练习抬腿及伸膝关节。

晚期锻炼:此期是关键时期,骨折已达临床愈合标准,特别是早、中期功能恢复不足的患者,肢体部分肿胀和关节僵硬者应通过锻炼,尽早使之消除,并辅以药物熏洗和物理治疗,促进关节活动范围和肌力的恢复,早日恢复正常功能。

四、护理评估

(一)健康史

1.一般情况

了解患者的年龄、职业特点、运动爱好、日常饮食结构、有无酗酒等。

2.受伤情况

了解患者受伤的原因、部位和时间,受伤时的体位和环境,外力作用的方式、方向与性质,伤后患者功能障碍及伤情发展情况,急救处理经过等。

3.既往史

重点了解与骨折愈合有关的因素,如患者有无骨质疏松、骨折、骨肿瘤病史或手术史。

(二)身体状况

1.局部

评估患者骨折部位活动及关节活动范围,有无骨折局部特有体征和一般表现;皮肤是否完整,开放性损伤的范围、程度和污染情况;有无骨折并发症;有无局部神经、血管或脊髓损伤;石膏固定、小夹板固定或牵引是否维持于有效状态。

2.全身

评估患者有无威胁生命的严重并发症;观察意识和生命体征;观察有无低血容量性休克的症状。

(三)辅助检查

1.影像学检查

(1)X线检查:凡怀疑骨折者应常规进行X线检查,可显示临床上难以发现的骨折。即使临床上可以确诊骨折,X线检查也有助于了解骨折的部位、类型和移位等,对于骨折的治疗具有重要指导意义。

(2)CT、MRI检查:CT检查在复杂骨折或深部的损伤中显示优势,MRI适用于了解软组织的病理变化。

(3)骨扫描:有助于确定骨折的性质和并发症,如有无病理性骨折。

2.实验室检查

(1)血常规检查:骨折致大量出血患者可见血红蛋白含量和血细胞比容降低。

(2)血钙磷水平:在骨折愈合阶段,血钙磷水平常升高。

(3)尿常规检查:脂肪栓塞综合征时,尿液中可出现脂肪球。

(四)心理-社会状况

评估患者及其家属对骨折的心理反应、认知状况、康复知识的了解及支持程度。

五、护理措施

(一)心理护理

骨折多因意外创伤所致,患者会出现不同程度的紧张、痛苦、焦虑、愤怒等情绪,护士要态度和蔼,动作轻柔,多与患者沟通,从而取得患者的信任。向患者报告成功的病例,增加患者战胜疾病的信心和勇气。

(二)卧位护理

(1)保持室内空气新鲜,温湿度适宜,床单位整洁干净。

(2)取平卧位,四肢骨折患者可抬高患肢以利于静脉回流,减轻肢体肿胀。

(三)疼痛护理

指导患者听音乐、读书看报分散注意力,移动患者时对损伤部位重点扶托、保护、缓慢移至舒适体位。必要时可应用吗啡、哌替啶等镇痛药,以减轻患者的痛苦。

(四)生活护理

(1)指导患者进食高营养、高蛋白、高维生素、富含纤维易消化食物,以保证机体营养的需求;鼓励患者多饮水,每天进行腹部按摩,预防便秘。

(2)给予患者生活上的照顾,满足基本需要,协助其翻身、排便等,定期为患者擦洗、洗头、剪指甲、更换衣服床单,使患者感觉舒适。

(五)并发症的护理

1.压疮

对长期卧床的患者,定时给予翻身,按摩骨隆突处,保持床单位平整,易受压部位用气垫及棉圈托起。一旦发生压疮,按压疮分期处理。

2.坠积性肺炎

骨折患者长期卧床不起,可发生坠积性肺炎。加强翻身叩背、协助肢体活动,鼓励患者做深呼吸及咳痰等运动。

3.血栓性静脉炎

骨折患者下肢长期制动,静脉血回流减慢,同时创伤后血液处于高凝状态,易发生血栓。在病情允许情况下,应鼓励患者多进行患肢的功能锻炼,并协助进行肢体的被动活动及按摩。如已发生血栓或静脉炎,应立即停止活动,遵医嘱给予抗凝治疗。

4.缺血性骨坏死

缺血性骨坏死是由于骨折段的血液供应中断所致,最常见于股骨颈骨折后或其他合并脱位的骨折,严重可致残。目前尚无有效的预防方法,对容易发生缺血性坏死的骨骼应延长固定时间;对股骨颈骨折可能发生缺血性坏死的患者,应推迟下床活动时间及患肢负重时间,以减轻骨骼变形。

5.缺血性肌挛缩

缺血性肌挛缩是肢体重要血管损伤及骨-筋膜室综合征处理不当的后果,患

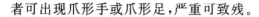

者可出现爪形手或爪形足,严重可致残。

6.急性骨萎缩

急性骨萎缩是损伤所致的关节附近的痛性骨质疏松,骨折后早期患肢抬高、积极主动进行功能锻炼,促进肿胀消退,可预防其发生。如有发生,经过积极功能练习、物理治疗和局部封闭等,病变可以缓解。

7.关节僵硬

多因关节内骨折或患处关节长期固定,导致静脉和淋巴回流不畅,关节周围组织中浆液纤维性渗出和纤维蛋白沉积,发生纤维粘连并伴有关节囊和周围肌挛缩所致。首先使肢体置于功能位,瘫痪肢体的关节、肌肉要经常按摩、理疗,辅以被动活动,促进局部的血液供应,早期适量的功能锻炼是防止关节僵硬的有效方法。

8.损伤性骨化

多见于关节脱位及关节附近骨折者,因局部血肿、关节损伤和关节附近的骨折使骨膜剥离,形成骨膜下血肿所致。为预防本症的发生,应及时固定骨折或脱位,减轻骨膜损伤和局部出血。注意患肢固定与休息,早期功能锻炼以肌肉舒缩练习为主,切勿活动受伤关节。损伤早期不做理疗,防止过量出血及血肿增大。

9.创伤性关节炎

关节内骨折未准确复位、关节面不平整或畸形愈合可引起。活动时关节疼痛,多见于膝、踝等负重关节。关节内骨折后解剖复位是防止创伤性关节炎发生的关键,如手法整复不能达到解剖复位,应早期手术复位。

(六)病情观察

1.注意生命体征的观察

尤其是严重创伤患者,给予心电监护,对意识状态、呼吸、血压、脉搏、体温、尿量及用氧等情况做好记录。

2.观察骨折肢体外周血液循环及感觉运动情况

如肢体肿胀伴有血液循环障碍,应注意检查外固定物是否过紧;除创伤、骨折可引起患者疼痛外,固定不理想、组织受压缺血等也会引起疼痛。应加强临床观察,不要盲目给予镇痛剂,警惕骨-筋膜室综合征的发生,发生异常及时通知医师。

六、健康指导

(一)心理指导

告诉患者及家属功能锻炼的意义及方法,使患者真正认识其重要性,制订锻炼计划。锻炼要比骨折愈合的时间长,应使患者有充分的思想准备,做到持之以恒。按计划进行功能锻炼,最大限度地恢复患肢功能。

(二)营养指导

调整膳食结构,保证营养素的供给。

(三)出院指导

(1)休息:要多休息,注意劳逸结合。

(2)饮食:宜高热量、高钙、高维生素饮食,以利骨折修复。

(3)保持心情愉快,增加营养。

(4)继续加强功能锻炼。

(5)复诊:出院后1个月、3个月、6个月、1年复查X线片。

(四)随访

遵医嘱定期复查,评估骨折愈合和功能恢复情况。

第二节 关节脱位

关节脱位是指由于直接或间接暴力作用于关节,或关节有病理性改变,使骨与骨之间相对关节面失去正常的对合关系。

一、病因

(一)创伤

外来暴力间接作用于正常关节是导致脱位最常见的原因。

(二)病理改变

关节结构发生病变,骨遭到破坏,不能维持关节面正常的对合关系。

(三)先天性关节发育不良

胚胎发育异常导致关节先天性发育不良,出生后即发生脱位且逐渐加重。

(四)习惯性脱位

创伤性脱位后,关节囊及韧带松弛或在骨附着处被撕脱使关节结构不稳定,轻微外力即可导致脱位。如此反复,形成习惯性脱位。

二、症状与体征

(一)一般症状

关节疼痛、肿胀、局部压痛及关节功能障碍。

(二)特有体征

1.畸形

关节脱位处明显畸形,患肢可出现旋转、内收或外展、变长或缩短等畸形,与健侧不对称。关节的正常骨性标志发生改变。

2.弹性固定

关节脱位后,由于关节囊周围未撕裂韧带和肌肉的牵拉,使患肢固定在异常位置,被动活动时感到弹性阻力。

3.关节盂空虚

脱位后可触到空虚的关节盂,移位的骨端可在邻近异常位置触及,若肿胀严重则难以触及。

三、治疗

(一)复位

以手法复位为主,常用的手法复位有手牵足蹬法和悬吊法。最好在脱位后3周内进行,因为早期复位容易成功且功能恢复好。若发生合并关节内骨折、经手法复位失败或手法难以复位、有软组织嵌入、陈旧性脱位经手法复位失败者时,应考虑行手术切开复位。

(二)固定

将复位后的关节固定于适当位置,以修复损伤的关节囊、韧带、肌肉等软组织。固定的时间视脱位情况而定,一般为2~3周。

(三)功能锻炼

(1)鼓励早期活动,在固定期间要经常进行关节周围肌肉和患肢其他关节的主动活动,促进血液循环、消除肿胀,避免肌肉萎缩和关节僵硬。

(2)待2~3周软组织情况良好后,脱位关节可进行被动运动,运动量从少到多,循序渐进,无疼痛、再脱位后,患肢关节进行主动运动,先从轻度活动开始,逐渐增加强度,直至运动正常,这段时期需持续 4 周左右。

(3)若关节脱位时并发骨折,患肢关节术后应制动 6～8 周,再进行被动活动。

(4)8～12 周复查 X 线,显示骨折断端有骨痂形成后,可进行患肢关节在非负重下的主动活动。

四、护理评估

(一)健康史

1.一般情况

如年龄、出生时的情况、对运动的喜好等。

2.外伤史

评估患者有无突发外伤史,受伤后的症状和疼痛的特点,受伤后的处理方法。

3.既往史

患者以前有无类似外伤病史,有无习惯性关节脱位,既往脱位后的治疗及恢复情况等。

(二)身体状况

1.局部情况

患肢疼痛程度,有无血管及神经受压的表现,皮肤有无受损。

2.全身情况

生命体征、躯体活动能力、生活自理能力等

(三)辅助检查

X 线检查关节正侧位片可确定有无脱位,脱位的类型、程度,有无合并骨折等。

(四)心理-社会评估

评估患者的心理状态、对本次治疗有无信心,患者所具备的疾病知识和对治疗、护理的期望。

五、护理措施

(一)体位

抬高患肢并保持患肢关节的功能位,以利于回流减轻肿胀。

(二)缓解疼痛

(1)局部冷敷:受伤24小时内局部冷敷,达到消肿止痛目的,受伤24小时后局部热敷以减轻肌肉痉挛引起的疼痛。

(2)避免加重疼痛的因素。

(3)镇痛:应用心理暗示、转移注意力或松弛疗法等非药物镇痛方法缓解疼痛,必要时遵医嘱应用镇痛剂,以促进患者的舒适与睡眠。

(三)复位固定前后的护理

(1)复位固定前,明确诊断后协助医师复位和固定。

(2)固定期间,应保持固定有效,经常观察患者肢体位置是否正确,注意观察患肢的血液循环,发现有循环不良的表现时,应及时报告医师。

(四)保持皮肤的完整性

使用石膏固定的患者,应注意观察皮肤的色泽和温度,避免因固定物压迫而损伤皮肤。对髋关节脱位后较长时间卧床的患者,应注意预防压疮的发生。对于皮肤感觉功能障碍的肢体要防止烫伤。

(五)心理护理

关节脱位多由意外事故造成,患者常焦虑、恐惧及自信心不足等,在生活上给予帮助,加强沟通,耐心开导,使之心情舒畅。

(六)病情观察

移位的骨端可压迫邻近血管和神经,引起患肢缺血和感觉、运动障碍。应定时观察患肢远端的血液循环状况、皮肤颜色、温度、感染和活动情况等;若发现患肢苍白、发冷、大动脉搏动消失、淤肿、疼痛加剧、感觉麻木等,应及时通知医师并配合处理。

(七)并发症的护理

1.伤口感染

术后1～3天护士应密切观察有无伤口红肿热痛,如出现伤口异常渗液,并有高热、白细胞计数升高等,遵医嘱给予抗感染预防用药。

2.神经损伤

如术后出现患肢手指麻木、感觉活动障碍,有发生神经损伤的可能,因此,护士应鼓励患者尽早进行手指屈伸活动。

3.血管损伤

如患者患肢手指毛细血管充盈不良,皮肤颜色发白,有发生血管损伤的危险,护士应及时通知医师。

4.患肢血液回流障碍

如患者患肢肿胀且手指皮肤发紫,有发生血液回流障碍的危险,护士应观察患者患肢包扎是否过紧,同时抬高患肢,并通知医师。

六、健康指导

(1)向患者及家属讲解关节脱位治疗和康复的知识,讲述功能锻炼的重要性和必要性,并指导其进行康复锻炼,使患者能自觉按计划实施。

(2)固定期间进行肌肉舒缩活动及邻近关节主动活动,切忌被动运动。

(3)固定拆除后,逐步进行肢体的全范围功能锻炼,防止关节粘连和肌肉萎缩。

(4)习惯性反复脱位者,须保持有效固定并严格遵医嘱坚持功能锻炼,避免各种导致再脱位的原因。

(5)出院指导。①制订功能锻炼持续的时间、计划,让患者真正认识功能锻炼的重要性。②同时让患者有充分的思想准备,做到持之以恒。③嘱患者切忌盲目地进行粗暴活动,要稳定急躁情绪,以免造成新的损伤。使患者保持心情舒畅,合理饮食,按时服药。④复诊出院后1个月、3个月、6个月及1年复查X线片,以了解骨折愈合情况。

参考文献

［1］李勇,郑思琳.外科护理［M］.北京:人民卫生出版社,2019.

［2］吴小玲,等.临床护理基础及专科护理［M］.长春:吉林科学技术出版社,2019.

［3］曾广会.临床疾病护理与护理管理［M］.北京:科学技术文献出版社,2020.

［4］魏晓莉,等.医学护理技术与护理常规［M］.长春:吉林科学技术出版社,2019.

［5］张纯英,等.现代临床护理及护理管理［M］.长春:吉林科学技术出版社,2019.

［6］胡卓弟,等.实用临床护理技术［M］.长春:吉林科学技术出版社,2019.

［7］曾菲菲,张绍敏.护理技术［M］.北京:北京大学医学出版社,2020.

［8］梁玉玲.基础护理与专科护理操作［M］.哈尔滨:黑龙江科学技术出版社,2020.

［9］窦超.临床护理规范与护理管理［M］.北京:科学技术文献出版社,2020.

［10］马晓霞,等.实用临床护理技术［M］.长春:吉林科学技术出版社,2019.

［11］赵艳东.临床护理基础理论及护理实践［M］.北京:科学技术文献出版社,2020.

［12］艾翠翠.现代疾病护理要点［M］.长春:吉林科学技术出版社,2019.

［13］刘扬,韩金艳,刘丽英.全科护理实践［M］.长春:吉林科学技术出版社,2019.

［14］汤优优.现代护理管理与常见病护理［M］.北京:科学技术文献出版社,2020.

［15］翟荣慧.临床护理实践指导与护理管理［M］.北京:科学技术文献出版社,2020.

［16］彭旭玲,等.现代临床护理要点［M］.长春:吉林科学技术出版社,2019.

［17］张鸿敏.现代临床护理实践［M］.长春:吉林科学技术出版社,2019.

［18］王晓艳.临床外科护理技术［M］.长春:吉林科学技术出版社,2019.

［19］张书霞.临床护理常规与护理管理［M］.天津:天津科学技术出版社,2020.

［20］李素霞.心内科临床护理与护理技术［M］.沈阳:辽宁科学技术出版社,2020.

［21］张风英.实用临床护理指南［M］.长春:吉林科学技术出版社,2019.

［22］张世叶.临床护理与护理管理［M］.哈尔滨：黑龙江科学技术出版社,2020.

［23］马莉莉.实用临床护理指南［M］.长春：吉林科学技术出版社,2019.

［24］程萃华,张卫军,王忆春.临床护理基础与实践［M］.长春：吉林科学技术出版社,2019.

［25］马雯雯.现代外科护理新编［M］.长春：吉林科学技术出版社,2019.

［26］官洪莲,等.临床护理指南［M］.长春：吉林科学技术出版社,2019.

［27］马秀芬,王婧.内科护理［M］.北京：人民卫生出版社,2020.

［28］张玲娟,张雅丽,皮红英,等.实用老年护理全书［M］.上海：上海科学技术出版社,2019.

［29］张铁晶.现代临床护理常规［M］.汕头：汕头大学出版社,2019.

［30］魏燕,等.实用临床护理实践［M］.长春：吉林科学技术出版社,2019.

［31］王燕.老年护理［M］.北京：北京大学医学出版社,2020.

［32］徐宁,等.实用临床护理常规［M］.长春：吉林科学技术出版社,2019.

［33］万霞.现代专科护理及护理实践［M］.开封：河南大学出版社,2020.

［34］屈庆兰.临床常见疾病护理与现代护理管理［M］.北京：中国纺织出版社,2020.

［35］左岚.现代临床护理实践与护理管理［M］.北京：科学技术文献出版社,2020.

［36］张俊花.临床护理常规及专科护理技术［M］.北京：科学技术文献出版社,2020.

［37］张丽丽.实用临床护理实践［M］.天津：天津科学技术出版社,2020.

［38］袁秀云.新临床护理实践［M］.长春：吉林科学技术出版社,2020.

［39］顾桂元,刘洪来.人性化护理在脑外伤护理中的护理效果［J］.医药界,2020,(5):81.

［40］卢春慧.泌尿外科疾病的护理［J］.医药界,2020,45(6):78.

［41］唐雅薪.高血压的饮食护理［J］.医药界,2020,45(8):88.

［42］张然.发热病房的护理体会［J］.世界最新医学信息文摘,2020,20(39):211,217.